LES CAHIERS DU GRAPPAF*

La Possession

*Groupe de Recherche et d'Application des Concepts Psychanalytiques et Psychiatriques en Afrique Francophone

Note aux auteurs.

Veuillez adresser une version dactylographiée en double interligne et une version informatique (disquette 3,5 pouces, Word pour Macintosh) pour publication. Le Comité de rédaction se réserve la possibilité de modifier ou de retrancher certains éléments de ces textes à tout moment.

Conception et maquette: "Pont-Neuf"
Photos: "Pétrus"
Avec la participation de la"Gallerie Antenna"de Dakar, Sénégal.(C.Everlé, BP 3146)
Editions: Grappaf/L'Harmattan

ISBN : 2-7475-3532-0

SOMMAIRE

Editorial

Y.Kaufmant.

L'éthique de Daouda SECK.*

Daouda SECK est mort.

Tous ceux qui s'intéressent au Sénégal de la Tradition, et à l'Art de guérir le connaissaient et le respectaient.

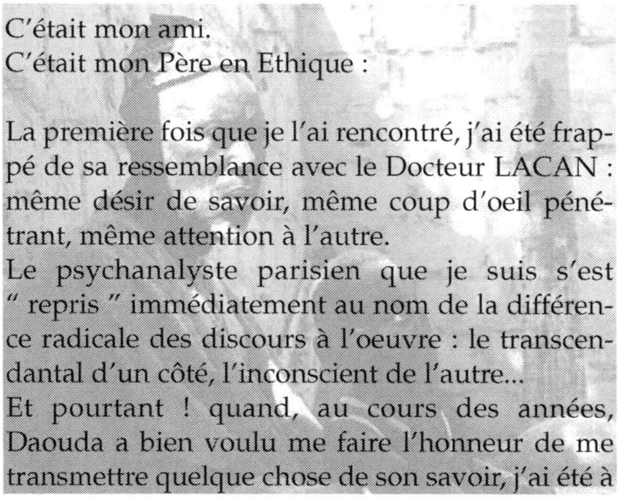

C'était mon ami.
C'était mon Père en Ethique :

La première fois que je l'ai rencontré, j'ai été frappé de sa ressemblance avec le Docteur LACAN : même désir de savoir, même coup d'oeil pénétrant, même attention à l'autre.
Le psychanalyste parisien que je suis s'est " repris " immédiatement au nom de la différence radicale des discours à l'oeuvre : le transcendantal d'un côté, l'inconscient de l'autre...
Et pourtant ! quand, au cours des années, Daouda a bien voulu me faire l'honneur de me transmettre quelque chose de son savoir, j'ai été à

**-Mr. DAOUDA SECK, était guérisseur, tradi-praticien Lébou, il vivait à Bargny près de Dakar, Sénégal. Découvert et reconnu par le Prof. Collomb ils ont confronté leur savoir et leur culture face aux souffrances de leurs contemporains durant plus de trente ans. Il a continué sa collaboration avec son successeur actuel le professeur Momar Gueye de l'hopital Fann de Dakar. Avec le Grappaf des échanges personnels se sont poursuivis jusqu'à son dernier jour le 3avril 2002 où il nous a quitté.*

même d'entendre son adhésion complète à l'Ethique du Bien Dire ; bien sûr, un Bien Dire qui n'empruntait pas les formes culturelles connues des Européens, mais qui en aucun temps ne faisait l'impasse sur le désir (ni celui du patient, ni celui du guérisseur) : il n'y avait de suggestion dans la pratique de Daouda qu'au sein des fantasmes de nombre de " *petits blancs* " assourdis par les tam-tam, aveuglés par le soleil. Ce que j'ai appris avec Daouda, c'est que l'Ethique ne s'embarrasse pas des formes de cultures...

Ce que m'a apporté Daouda, c'est, au-delà du respect, de l'admiration que je lui portais, au-delà des heures passionnantes que nous avons passées ensemble, c'est un partage, une communauté de pensée, un transfert toujours réciproque, disait Lacan.

Comme " *le transfert c'est l'amour* ", je peux dire que j'ai perdu avec Daouda[*] quelqu'un que j'aimais...

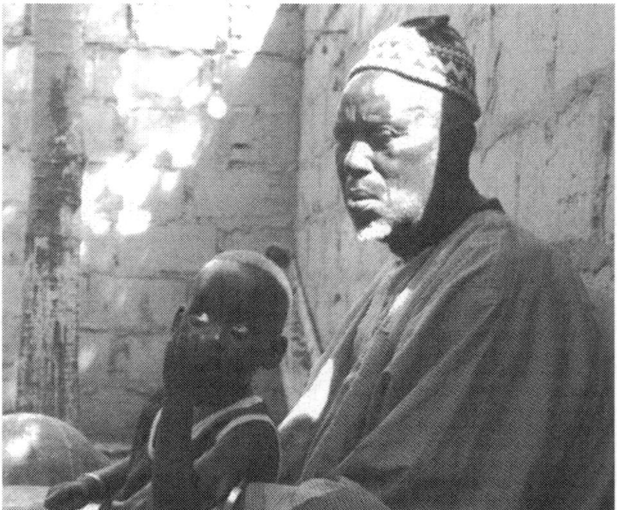

Culte de possession et psychanalyse.

Deux expériences du sujet.

*J.A.Miller**

Tout d'abord, il faut dissiper un malentendu, s'il existe: nous ne souhaitons pas célébrer des noces nouvelles entre la psychanalyse et l'anthropologie. Il y a eu un temps, en effet, où l'anthropologie et la psychanalyse faisaient couple, leur mariage légitime ayant été célébré sous les auspices de la linguistique structurale. C'était le temps où un même credo structuraliste se prononçait au nom de l'anthropologie, de la psychanalyse et de la linguistique, ou, plus précisément de Lévi-Strauss, de Lacan et de Jakobson.

Il est arrivé que s'y ajoutent, mais avec le recul on voit qu'il s'agit d'une autre pertinence, Althusser et Foucault. Ce sont des temps déjà anciens, et qui, même, pour la majorité du public appartiennent à l'histoire de leurs professeurs.

Cette union a été dissoute et je crois que personne n'a l'idée qu'il s'agit de la reconstituer. Il faut dire d'ailleurs que, depuis ce temps, rien n'est venu dans aucun de ces trois domaines, qui ait eu le même éclat.

La première leçon qui peut être retenue de l'ethnologie, c'est que tout est dans le détail. Si nous nous contentions d'arriver avec les gros sabots des conceptions générales, nous ne ferions que susciter

** Remerciements à J.A.Miller qui nous a autorisé à éditer ces notes prises lors de sa conférence "La possession, une expérience du sujet". Ces notes n'ont pas été relues par l'auteur.*

chez l'ethnologue un ricanement plus ou moins caché.

Le thème de la possession doit être étudié dans le détail, car sa visée, lorsque je l'ai proposée, n'était pas de faire la leçon aux ethnologues.

Nous avons à apprendre de l'ethnologie, c'est-à-dire que le sujet supposé savoir ce qu'il en est de la possession ne saurait être le psychanalyste, ou l'étudiant du Département de Psychanalyse. Dans nos lectures nous prenons les ethnologues comme sujets supposés savoir, et peut-être, à travers eux, leurs informateurs. Nous nous plaçons sous leur contrôle. Ce sont eux, et leurs écrits passés, présents et à venir, qui nous font parler.

J'ai évoqué le couple de la psychanalyse et de l'anthropologie. Je ne voudrais pas faire croire que ce fut un mariage parfait. Au contraire, dans l'histoire, les embrassements de la psychanalyse à l'endroit de l'anthropologie structurale furent reçus avec une certaine réserve de la part de l'aimée.

Si Lacan a promu les liens de la psychanalyse avec la linguistique structurale, *via* l'anthropologie lévi-straussienne, la réserve de Lévi-Strauss sur ce point est patente.

Par contre, je noterai que Lévi-Strauss lui-même, dans son article célèbre sur le sorcier et sa magie(1), faisait une invitation malicieuse à la psychanalyse, lui proposant de repenser son propre statut à partir de ce que l'ethnologie pouvait lui enseigner des pratiques thérapeutiques dites *"primitives"*. Cette invitation pourrait être encore à l'ordre du jour. Il faut savoir lire en filigrane cette leçon que les thérapeutiques traditionnelles pourraient énoncer à l'endroit de la psychanalyse: *"Tu ne vaux pas mieux que moi"*, par l'office de l'ethnologue. C'est bien ce que Lévi-Strauss nous laisse entendre: le psychanalyste est le tradithérapeute des temps modernes, mettant ainsi

1- *C.Lévi Strauss, "Magie et religion", p231, in Anthropologie structurale 1, Plon, 1974.*

en question le caractère scientifique de la psychanalyse.

Il s'agit aussi d'une invitation faite aux psychanalystes de penser leur expérience en termes de situation totale, de fait social total. A entendre non pas comme une sociologie de la psychanalyse qui en générale tourne vite à la satire, nous en avons eu des exemples (2) mais, pourquoi pas une anthropologie de la psychanalyse ? Comment pourrait s'écrire cette anthropologie d'une peuplade qui s'appellerait les freudiens ? On essayerait, par exemple, de savoir quelles sont exactement leurs croyances, on noterait l'absence de consensus pour ce qui est de reconnaître l'autre psychanalyste, trait spécifique de cette tribu. Puis on verrait à quel point l'élément de croyance est aussi difficile à préciser dans cette peuplade que dans celles que nous présente l'ethnologie comme *"primitives"*.

2- R.Castel, Le psychanalysme, Maspéro, 1973

Une anthropologie de la psychanalyse conduirait après tout à demander qu'on ait pour la psychanalyse le même respect ethnologique que l'on porte aux rites et aux coutumes des peuples qu'on nous expose.

Nous, quand on nous explique comment on met autour du cou les intestins de la bête (3), nous respectons ce rite et les explications qui nous sont offertes.

3- A.Zempléni, "Possession et sacrifice", in Le temps de la réflexion, n°V, Gallimard, 1984

Pourquoi ne pas demander pour la psychanalyse le même respect ethnologique car on y met aussi ses intestins autour du cou, métaphoriquement. Nous ne demandons, pour la psychanalyse, qu'un respect comparable.

La possession pourrait être une mise en question de la psychanalyse, et c'est ce que nous voulons. Nous ne pensons pas surclasser les ethnologues, nous ne croyons pas qu'il soit intéressant de substituer notre vocabulaire au leur, dans les récits mêmes qu'ils nous rapportent. Nous désirons au contraire mettre en question le propre de la psychanalyse en étendant un peu notre notion du registre des états de conscience possibles, ou des états subjectifs, puisque c'est un fait que les états de possession, c'est le mot qu'emploie Métraux, nous sont inaccessibles[4]. Nous sommes réduits à les voir de l'extérieur, car l'initiation du voyageur restera probablement toujours une exception. Là nous nous trouvons devant un inaccessible dont nous avons à apprendre.

4- A. Métraux "La comédie rituelle dans la possession" in Diogène n°11,p,46, 1955.

Nous ne voudrions pas suivre Roger Bastide [5], qui nous conduit à comparer la possession et la cure analytique. Les objections de Métraux à cet égard gardent toute leur valeur. Mais nous ne pouvons faire autrement que de reconnaître à la possession la dignité d'une expérience, comme à la psychanalyse. Comme nous le rappelle Serge Cottet [6], loin de douter de cette expérience Lacan voulait que lui soit reconnue sa consistance propre, dans la mesure même où elle nous est inaccessible. Comment la nommer ?

5- R. Bastide, "Le rêve, la transe et la folie", Flammarion, 1972.

6- Cf, L'article de Serge Cottet. "Psychanalyse et sociologie de la possession"

Il y a d'un côté "l'expérience analysante", et de l'autre l'expérience du possédé, "l'expérience possédante", dans la mesure où Métraux, par exemple insiste sur le fait que dans la possession, le sujet est le dieu.

Je vais laisser de côté comment la qualifier, sinon pour dire que je ne crois pas que nous ne puissions ne pas l'interroger, comme une expérience du sujet, ce que les ethnologues eux mêmes font . Nous ne pouvons pas ne pas la considérer comme telle, alors que rien n'indique que ce soit son état naturel.

Rappellons-nous à quel point, par exemple, Levi-Strauss, mais avant lui, Leiris[7] et Métraux, interrogèrent l'expérience en termes d'authenticité. C'est une question qui est récurrente dans les pages que Métraux consacre au vaudou haïtien, celle de savoir dans quelle mesure l'expérience

7- M.Leiris, "Afrique fantôme", Gallimard, 1987.

serait authentique. Qu'il soit possible de poser cette question résulte de ce qu'on traite la possession comme une expérience du sujet, au sens où j'emploie le mot de sujet.
Vous savez le souci que prend Métraux pour essayer de faire le partage entre le simulé et le vrai, mettant en évidence le terme de théâtre et celui de comédie, avec éventuellement le discrédit qui peut s'attacher à ce terme, qui a longtemps empêché une clinique scientifique de l'hystérie.
C'est à ce propos que nos comparaisons avec l'hystérie fleurissent.
La question de l'ethnologue sur l'authenticité est constamment présente chez Leiris, dans tout son voyage, où nous le voyons dépister les signes.
On peut dire que Leiris a été égaré par ce qui l'entourait, mais il ne cesse pas de le dire lui-même et de chercher les points où justement il y aurait duperie.
Tout le récit de Leiris tient son charme précisément de la vacillation de savoir si c'est du vrai ou du semblant. La leçon que nous pouvons en tirer, repérable également chez Levi-Strauss ou chez Métraux, est qu'il y a un nœud de la vérité et du semblant, quand il y a une expérience du sujet. Que la limite entre la vérité et le semblant n'est pas possible à établir, et que, si nous essayons de les diviser, ce qui est notre opération à nous, nous nous apercevrons que cette frontière est poreuse, et qu'on passe constamment d'un point à l'autre. Il s'agit là, sinon d'une inversion, d'une éversion, mais aussi bien d'une communication sur une bande de Möebius. Loin de présenter un côté et un autre de cette bande, nous constatons qu'une sorte de continuité s'établit, sans frontière, entre la vérité et le semblant.
On passe très vite de l'une à l'autre, elles sont à peu près impossible à distinguer.

Dés lors nous saisissons qu'il ne s'agit pas de faire semblant de croire (c'est nous qui amenons cette problématique). Sur ce thème de la croyance, nous apercevons en quoi le croire est parent du ne pas croire. Et comment on peut croire ne pas croire et s'apercevoir qu'en fait on croit.

Je rappelle un exemple qu'avait pris un de nos anciens collègues, Octave Mannoni, à propos de Casanova, l'imposteur, qui décide de mobiliser les esprits infernaux et rit de l'assistance, jusqu'au moment où un coup de tonnerre lui fait penser qu 'effectivement, sans y croire, il a pourtant réussi. Nous avons en concentré, dans l'histoire de Casanova, celle que Levi-Strauss raconte sur le sorcier Quesalid. Si nous voulons nous placer sur cette frontière, je ne peux que citer:

La Comédie rituelle dans la possession, d'Alfred Métraux : « *La force de la conviction dans une société archaïque est illustrée par l'anecdocte suivante.*

Un jeune indien Zuni, ayant aperçu les Katchina, (personnages déguisés en esprits), sans leurs masques, s'en retourna chez lui pour annoncer, non pas qu'il a démasqué les Katchina, mais qu'il avait vu les Katchina portant des masques d'homme » (8).

8- *A. Métraux, op, cit, p, 49.*

En effet, quand on est sur ce point, on saisit qu'il n'y a pas d'autre côté, et que même si on vous montre l'autre côté, c'est encore le même. Il n'y a pas les deux côtés d'une bande qui serait bilatère. Lévi-Strauss, dans son texte si malicieux à propos du chamanisme et de la psychanalyse, nous présente une psychologie du chaman.

Il prend comme texte de base une autobiographie, les pensées du chaman sur lui-même.

Au fond, il l'introduit dans le registre de l'imposture et il nous explique comment ce pauvre hère vient peut-être lui-même à croire à ses impostures. C'est un texte très beau, qui est écrit dans l'esprit du dix-huitième siècle, c'est-à-dire que, tout en visant la psychanalyse, il lève les préjugés

qui s 'attachent à son exercice.
En fait la leçon que j'en tire est toute différente.
Si on peut croire ne pas croire, et s'apercevoir qu'on y croit quand-même, rien ne sert, ce croire, de le forcer jusque dans ses derniers retranchements. Le sujet, en tant que tel, ne sait pas ce qu'il croit et ce qu'il pense. Après tout, l'imposteur Lévi-Straussien *Quesalid,* que fait-il d'autre en définitive que d'essayer de s'égaler à l'opération qu'il pratique, pour s'y égaler comme autre chose qu'un sujet, c'est-à-dire pour cesser de s'intéresser à s'il croit ou non, pour le faire ?
Nous pouvons dire que c'est aussi ce que fait l'analyste, qui n'est pas un sujet dans sa pratique. Peut-être pouvons-nous considérer que l'histoire que raconte Lévi-Strauss, l'histoire de *Quesalid,* qui n'est pas autre chose, la découverte de ce que Lacan appelait le « *je ne pense pas* » de l'analyste.
Il est certain que, quand nous, nous interrogeons le « primitif », celui qui ne croirait peut-être pas tout à fait, d'ores et déjà nous faisons de la possession une expérience du sujet. Il y a là tout un registre qui est celui de la prescription de ce qui a lieu, peut être celui dans lequel, maintenant dans l'ethnologie on se tient . Il y a tout un autre registre, celui du témoignage qu'on attend de ceux qui sont mis en scène, ou qui se mettent en scène. Ce témoignage peut se caractériser par la constatation que, d'une certaine façon, le sujet semble n'être pas là quand il y a possession.
Autrement dit, on essaye de cerner différents modes de n'y être pas, qu'à l'occasion, quand on veut simplifier, on appelle dépersonnalisation. C'est une certaine façon dont le sujet lui-même, quand on l'interroge en tant que sujet, témoigne que dans l'expérience qui a eu lieu, il n'y était pas, il en était absent. De telle sorte en effet, Métraux donne beaucoup d'importance, quand il essaye d'en cerner l'authenticité, au phénomène

de l'oubli qui frappe le possédé après l'expérience. Il essaye de savoir à quel moment l'oubli commence à tomber et si cet oubli est complet ou s'il est feint, etc. Nous connaissons bien cela dans la psychanalyse : un sujet peut avoir fait des années d'analyse et éprouver la même difficulté à reconstituer ce qui a eu lieu.

Au point que Lacan a dû inventer quelque chose qu'il appelle « *la passe* », pour essayer de faire sortir ce qui a eu lieu dans une analyse. Là aussi l'oubli a un caractère tout à fait spécifique, qui a un rapport étroit avec l'inaccessible de l'expérience.

C'est pourquoi il ne suffit pas qu'on parle de transe pour que, de façon un peu approximative, nous puissions y trouver la même valeur.

Dans la possession il est question pour nous d'un accès à un registre, à un mode d'existence subjective, qui nous reste fermé.

Prenons tout d'abord cette notation, chez Métraux, d'une énergie extraordinaire dont viendrait à bénéficier le possédé dans le temps de sa possession et qu'on voudrait nous expliquer par la faiblesse des femmes qui éprouvent un malaise quand elles sont possédées.

C'est de l'ordre de ce qui se voit. Cette énergie (*terme qu'emploie Métraux*) est comme libérée et intensifiée dans l'expérience de possession. Nous pourrions dire qu'il y a là une possibilité qui est fermée maintenant à l'homme moderne et qui reste ouverte au « *primitif* ». De telle sorte que nous pourrions dire que cette possession est possible pour des sujets qui sont plus proches du "*Trieb*" freudien, qui se tiennent plus proche de l'authenticité, de la primarité de la pulsion. Freud lui-même note qu'une pulsion libre, une pulsion sauvage, serait capable d'une satisfaction supérieure. On peut imaginer qu'il faudrait ordonner les choses ainsi : une libido, pour prendre le terme freudien – comme le dit Lacan, la libido c'est notre mythe, notre "*loa*", que nous allons traduire dans les termes de Lacan une jouissance, une source de jouissance et d'énergie libidinale libre qui se trouve restreinte et comprimée par la civilisation.

(1) Jouissance / Civilisation

C'est ce que Freud, appelle "les restrictions de la pulsion". Il s'agirait dans la possession d'obtenir, par un certain nombre de techniques, par delà cette frontière, que se libère cette source d'énergie à laquelle nous ne savons plus puiser.

On supposerait cette barrière plus fragile pour ces peuples dits « *primitifs* » que dans le statut de « *civilisé* ».

Or, c'est tout le contraire ; ce qu'on vérifie avec les récits de la possession, c'est que s'il y a bien une intensification, une mobilisation intensifiée de la libido, elle est strictement organisée par le signifiant et qu'elle est docile aux opérations signifiantes. On vérifie qu'on ne repart pas en deçà du langage, mais, qu'au contraire, cette jouissance dans ce qu'elle a de plus primitif, peut être allumée, intensifiée et éteinte selon un rite, un processus extrêmement réglé, de bout en bout.

Certes, il y a des objets qui circulent, mais il s'agit d'un processus : quand on en a vu un, on les a tous vus. C'est là le trait.

Andréas Zempléni ne nous raconte pas quelque chose qu'un jour il a vu par hasard ; il nous relate qu'il aurait vu quelque chose une fois, et puis une deuxième, et puis une troisième, et qu'ensuite il a parlé à des collègues qui lui ont dit avoir vu la même chose. Et donc il reconstitue en effet un processus tout à fait réglé.

Je corrigerai ce schéma (1) tout à fait élémentaire en me servant d'un terme de Freud et de Lacan : "*la Chose*"- pour dire que nous ne la cernons pas.

Ce que nous cernons par contre, c'est ce qui la coupe – A. Zempléni emploie justement le terme de coupure. Nous l'écrivons ($-\varphi$) dans l'écriture de la castration. Elle suppose (à l'aveugle, et sans jamais avoir vu le rite des intestins enroulés trois fois autour du cou) ce que nous avons avant même d'avoir vu tout ceci, selon une logique psychanalytique. Après tout Métraux parle lui même d'une logique de Vaudou, je ne vois pas pourquoi nous ne pourrions pas parler d'une logique de la psychanalyse, quand il y a la *Chose* et que se produit, ce mouvement de coupure,qui le met en place de l'objet (a).
Il y a en effet la déjection, l'infection, l'innommable, etc... Il s'agit d'étudier la connexion entre l'opération proprement symbolique, comme coupure, et la production de quelque chose qui n'est pas simplement du symbole. C'est toute la question que Lacan a abordée par l'objet (a), un élément qui fait partie de la structure et qui n'est pas du signifiant. Cet objet qui est une jouissance résiduelle, nous avons à le placer sur un shéma .

$$(2) \qquad \frac{A}{\text{La Chose}} \quad \_\_\_\_ \quad \frac{(a)}{(-\varphi)}$$

Avec la possession, nous apprenons que cette *Chose*, même innommable, est sensible à nos appels. Nous pouvons la mobiliser, la calmer et penser la guérir. Il nous faut écrire, en deçà de cette *Chose*, le langage, l'ordre symbolique, que nous appelons (A).
A cet égard je voudrais évoquer les thérapies de possession comme des techniques qui accomplissent une mise en scène de la castration, qui visent à réduire la *Chose* et qui se traduisent toujours par un « faire sortir », c'est-à-dire par une évacuation, en y voyant une extériorisation de l'objet (a) qui me semble traverser les pratiques thérapeutiques sacrificielles.
J'emprunte mes références à Balandier, dans son

9- G. Balandier, "L'Afrique ambigue", Plon, 1957

livre "*L'Afrique ambiguë* "(9), où est évoqué le sacrifice dans le Ndoëp: « ... *le jeune taureau est introduit, on lui lie les pattes après l'avoir couché, la patiente s 'étend près de l'animal et on les recouvre tous deux de cette même couverture blanche sous laquelle, lors des mariages aristocratiques, disparaît la jeune mariée au cours de la cérémonie précédant le départ pour la maison de l'époux.* » Autrement dit, nous avons là les éléments d'une sorte de mariage hiérogamique entre la patiente et l'incarnation de la turgescence vitale qu'est ce jeune taureau, qu'on s'empresse d'égorger.

Il ne semble pas excessif d'écrire ça (-φ).

Je crois que ça reste encore la façon la plus simple de le noter. *«Après un temps très bref, écrit Balandier, celui de l'étreinte fictive entre la femme et son génie-maître, (ils) sont découverts, rendus à la vue du public (...). Puis le taureau est égorgé avec un couteau de fer, les flots de sang bouillonnants sont recueillis dans une callebasse".* J'ai été frappé par l'incarnation que j'attendais, (- φ) au centre de ce sacrifice qui s'inscrit dans un rite de possession.

J'évoquerai l'exemple de Lévi-Strauss où est fondamental dans la méthode du chaman lévi-straussien qu'il recrache lui-même, à la fin de l'opération, « *une touffe de duvet sanguinolent* », la chose innommable, « *avec des plumes* », « *comme le corps pathologique expulsé* » (10).

10- C.Lévi-Stauss, op, cit, pp 201-204.

Autrement dit, nous pouvons observer des éléments imaginaires, certes, mais qui tous répètent l'éjection de l'objet sous la forme du déchet.

Plus loin, le déchet lévi-straussien est un ver ensanglanté, qui est à la fois un déchet réel, mais un déchet qui est clairement passé par la forme phallique qu'il emmène avec lui.

Revenons à ce qui m'a frappé chez Métraux qui pose ces questions : s'agit-il d'un phénomène psychopathologique ou social ?

Quand il insiste sur le social de l'affaire, il donne

les éléments qui permettent de reprendre la formule : « *Le désir c'est le désir de l'Autre* », cet Autre n'étant spécifié que par sa place.
Qu'en psychanalyse on puisse faire de cet Autre dans l'hystérie le père ou qu'on en fasse la société, rien ne s'oppose à ce que cet Autre, comme discours universel, nous admettions qu'il change. J'ajouterai que les psychanalystes savent, de leur expérience et du récit qu'en ont fait les précédents, que la clinique analytique change, que les symptômes se modifient ; nous n'avons plus aujourd'hui les symptômes de l'hystérie que nous avions au XIXème siècle. Je ne vois donc aucune objection à admettre que la possession elle-même puisse se nourrir, au niveau de l'Autre, des éléments qui sont apportés par l'évolution culturelle. Aucune objection, car nous le savons de notre clinique même.
Du moment où il est question d'un message qui est formé à partir de son lieu d'adresse, la transformation historique de ce lieu d'adresse est présente dans l'émission elle-même.
Ce qui fait que d'un côté, il nous faut tenir compte de la permanence de la possession, mais d'autre part aussi, du fait qu'elle est muable, et capable d'intégrer, même sous une forme syncrétique, les apports qui tiennent à l'enrichissement du discours du maître de notre temps.
Ce qui gêne Métraux, quand il s'interroge sur l'authenticité des rituels, et que je trouve captivant dans son article sur le vaudou haïtien, c'est qu'il note l 'élément de comédie, « *un certain degré de simulation* », dit-il, qu'il met en opposition à l'authenticité, en disant que nous assistons à une possession sur commande. Il se pose la question : si une possession peut être sur commande, est-ce un phénomène authentique ? Je dirais que nous connaissons cela, parce que, dans la psychanalyse, l'état analytique, l'état d'analysant, se

produit en effet sur commande. Déjà la possession sur commande indique que, dans ce que rapporte Métraux, il est question de l'incidence du signifiant maître.

Nous disons (S_1), pour rendre compte de ce « *sur commande* ».

Métraux lui-même explique qu'il y a là comme un programme de la possession. C'est-à-dire que la transe et son déroulement sont en effet comme écrits d'avance. Il peut y avoir une ethnologie de la possession parce que ça se répète, parce qu'il y a ce programme. Bien-sûr, ce canevas comporte un élément *commedia dell'arte* : c'est le contenant, le rituel tandis que ce qui s'y révèle du sujet reste toujours imprévisible.

Dans la psychanalyse, il est certain qu'on ne vise, contrairement à l'expérience de possession, à aucune transe. On ne se mettrait pas à danser, ce serait traité comme un acting-out. Au contraire, on sollicite l'anamnèse et donc on ne vise à aucune modification de l'état de conscience. Mais, par contre, la psychanalyse, comme la possession vue par Métraux, est une expérience sur commande, où se vérifie avec aisance que s'obtient, sans danse et sans mouvement, ce qu'on pourrait appeler l'état de vacuité du sujet, que nous notons $\$$, ce qui est relevé par Métraux sous une forme développée dans le vaudou haïtien.

Ce vide, repérable à un moment du sujet, qui est décrit psychologiquement par Métraux, est occupé dans le vaudou par une série de figures typifiées. Plutot que d'écrire (S_1), comme si elles étaient uniques il faudrait écrire :

$$\frac{(S_1 (n+1,n...)}{\$}$$

Elles font fonction de signifiant maître, de figures typéfiées avec des comportements stylisés qui sont reconnus par le public.

Evidemment il y en a un seul à la fois qui occupe ce lieu.
Dans la psychanalyse, il n'y a pas de public, il y a une réduction de tout public à l'écouteur invisible, sauf un soutien visuel parfois nécessaire.
Sur ce point, est-ce qu'on peut dire que l'état analysant est un état de possession ? A certains égards oui, l'état analysant est une possession par le langage, l'analysant est le cheval du langage, puisque, comme dans tous les autres cultes de possession, d'une certaine façon, il est invité à se sentir irresponsable de ce qu'il va dire.
D'ailleurs il vaut mieux, parfois, qu'il se sente irresponsable et que ce soit la régle de l'expérience, sinon peut-être on le pousserait dehors... On ne retient pas contre la personne ce que dit le Sujet. Nous saisissons qu'il y a là cet élément de possession où c'est l'Autre qui parle, qui agite le Sujet comme sa marionnette.
Mais je crois plus juste de dire dépossession, car pour nous la possession du sujet, la possession par des signifiants maîtres, c'est ce qui a lieu dans la vie quotidienne. Elle est spécialement mise en valeur par le concept freudien de trauma : le trauma veut dire que vous êtes possédé par une expérience qui fait engramme et qui programme votre expérience.
On le voit également, dans ce que j'ai appelé ailleurs le programme pervers, où, rapportée à une expérience initiale, la jouissance s'obtient réguliérement en conservant, aussi scrupuleusement que si c'était un rite, les points de passage jusqu'à l'obtention de cette jouissance.
Mais l'état analysant, ou ce qu'on pourrait appeler l'état « *d'association* » pour prendre le vieux terme freudien,a précisément pour but de déposséder le sujet de ses signifiant maîtres, au point que Lacan écrit le discours analytique en marquant bien que la production qui chute est celle

des signifiants maîtres. A cet égard, l'analyse est plutôt une contre-position. Autre rapprochement avec les cultes de possession où le moyen est la possession, le but la dépossession par l'esprit du symptôme.
Serait-ce un état second ? Certainement, il y a dans l'état analysant un élément de perte de contrôle, mais qui est réduit au minimum.
L'élément de perte de contrôle à quoi on reconnaît l'état analysant, c'est simplement le « *je ne sais pas ce que je dis* », qui est comme la réduction de tout ce qui se déploie sous les formes les plus attrayantes, les plus bariolées, dans les rituels de possession – un « *je ne sais pas ce que je dis* » qui est, en quelque sorte, le trognon de cet ensemble. Il n'y a tout de même, comme le dit Métraux, rien à interpréter au possédé puisque c'est le possédé, ou plutôt le possédant qui l'occupe, qui est le sujet supposé savoir, et qui, à l'occasion, distribue des prophéties, des avertissements, des menaces. Ceci dit, on peut tout de même s'interroger sur les variantes du processus cérémonial au sein d'un même culte d'un malade à l'autre : n'y aurait-il pas là un trognon d'interprétation ? Enfin, au principe de la cure analytique il y a l'articulation du transfert à l'éthique du bien dire : c'est l'analyste qui en est le garant.
Le tradithérapeute, lui aussi, est au carrefour du transfert et de l'éthique d'un "*bien dire dans la possession*". Le désir de savoir, là encore est au rendez-vous, localise le savoir dans l'autre, à la différence près que cet autre est l'analyste dans la cure, et l'esprit dans le culte de possession.

Pour conclure, puisque A. Zempléni évoque la topologie de Lacan, au sujet de « *l'acte symbolique majeur du Ndoëp* » (11). Je voudrais faire la remarque suivante.
Nous ne pensons pas du tout à inscrire la bande

11-A.Zempléni, op,cit, p 331.

de Möebius sur le corps; ce n'est pas possible parce que la bande de Möebius n'a pas d'intérieur et d'extérieur.

Les exemples que Zempléni choisit reposent sur la catégorie de l'intérieur et de l'extérieur (elle n'a qu'une surface qui de plus ne présente pas deux côtés).

Lacan n'a jamais eu l'idée d'assimiler la structure du corps à la structure de la bande de Möebius.

Par contre, il faisait remarquer que si on voulait l'assimiler à une structure topologique du corps, ce serait plutôt à celle du tore qu'il faudrait recourir. Il a développé la structure torique du corps, qu'il préfère à la structure sphérique, pour des raisons évidentes, qui tiennent avant tout au tube digestif. C'est l'existence du tube digestif, tellement mis en valeur dans le sacrifice du Ndoëp, qui empêche l'assimilation du corps humain à la sphère et, par là, rend difficile de le considérer comme le microcosme du macrocosme.

Si les ethnologues veulent se servir de figures topologiques, ils peuvent utiliser le tore ou la bouteille de Klein. D'ailleurs, Lévi-Strauss, dans un de ses derniers ouvrages(12), utilise la bouteille de Klein pour illustrer une fonction du corps, en oubliant qu'il y a trente ans un psychanalyste en parlait toutes les semaines...

12-C.LéviStauss, "La potière jalouse", p, 211, Plon, 1985.

^^^^^

J.A. Miller est psychanalyste, ancien délégué général de l'Association Mondiale de Psychanalyse, directeur du département de psychanalyse de l'université Paris VIII.

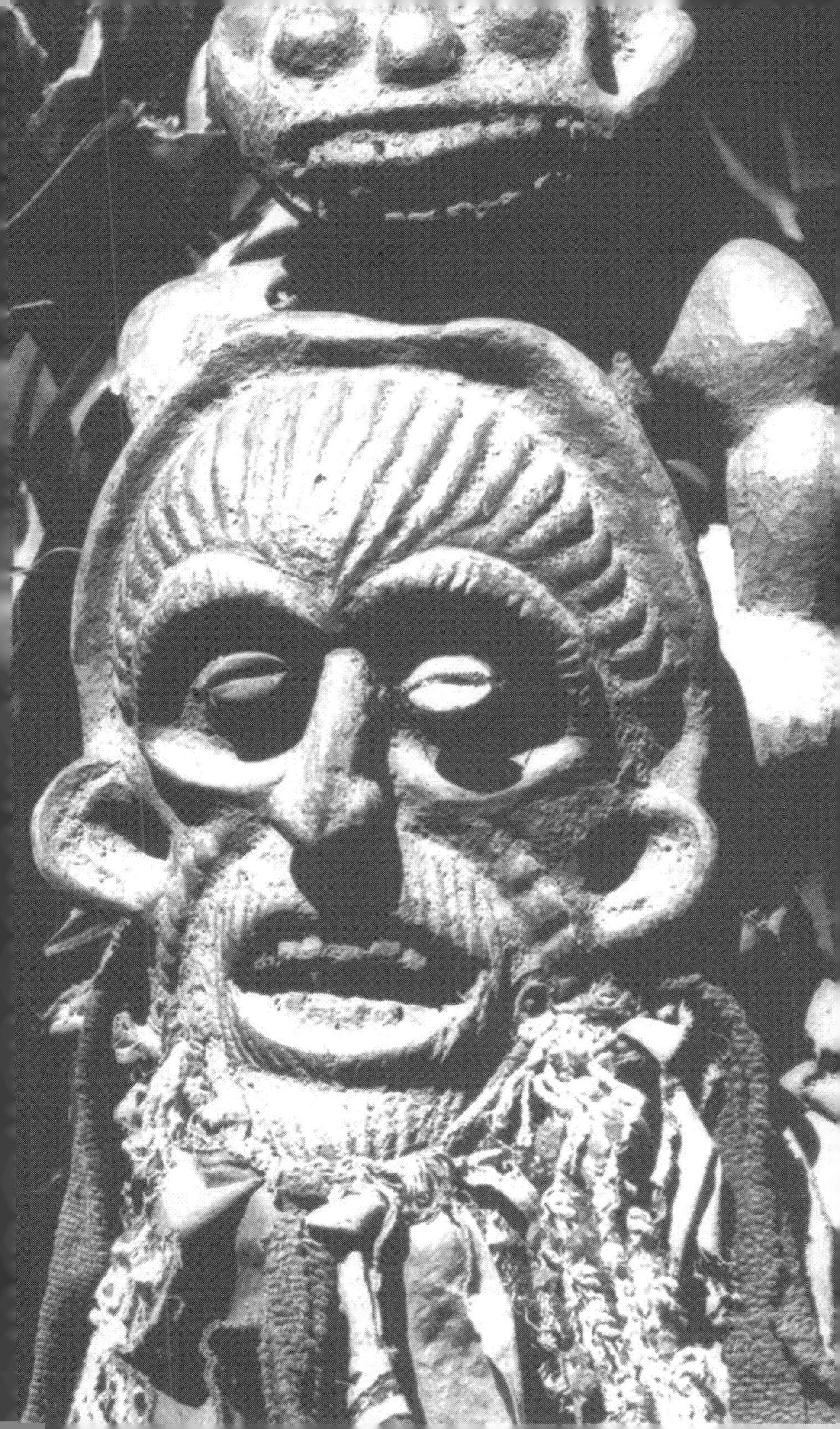

La Possession et l'innommable.

A.M Kaufmant.

En Afrique, quand une personne ne peut plus trouver les mots pour dire ce dont elle pâtit, on sait qu'il faut que ce soit dit néanmoins.
C'est ainsi que la plupart des sociétés africaines proposent des traitements institutionnellement reconnus qui vont permettre à l'esprit, via la possession, de prendre la parole, ne serait-ce que pour se nommer et pour dire aussi ce qu'il en est de la cause des troubles. Soit le plus souvent de la faute qui en est à l'origine.
Etre possédé en Afrique ne met pas au ban de la société, bien au contraire.

Si je commence ainsi, c'est pour souligner qu'à l'inverse de chez nous, se croire possédé au sens africain du terme c'est-à-dire habité par quelque chose de vivant qui soit à la fois étranger et intime, c'est se sentir hors des normes, voire même hors de l'humain.
Comment s'en défaire, comment réintégrer la communauté, est alors une question solitaire. C'est celle que se pose dans des conditions très douloureuses Mme. F, jeune femme d'origine bretonne qui vient m'en parler depuis quelques années.

Elle avait alors vingt deux ans, vivait seule à Paris dans un appartement loué par sa mère, incapable tout autant de gagner sa vie que de poursuivre les études entreprises.
Elle était depuis plus d'un an la proie de crises de boulimie impératives et répétitives. Leur but étant, en effet, de tenter, par les vomissements qui succédaient à l'absorption d'aliments, d'évacuer quelque chose de trop qu'elle portait en elle et qui, l'illusion du vidage passé, restait inéluctablement installé "*au coeur de son être*" quoi qu'elle rejette par ailleurs.
Un "*monstre*" est logé en elle: cette certitude ne la range pas du côté de la folie car cette formule ne désigne aucun phénomène qui lui serait étranger et imposé de l'extérieur, mais elle se dit mise par ce phénomène hors de l'humanité car elle ne voit pas ce qui, dans le langage des autres, pourrait donner nom et place à ce qui l'habite et lui est aussi essentiel qu'insupportable.
Elle dira quelque temps plus tard : "*c'est un peu animiste mon histoire, mais au moins ça me soulage un peu de savoir que pour certains humains, ailleurs, ce que je dis pourrait avoir un sens.*
Ici, en occident, il n'y a que la psychanalyse qui me permette l'espoir de n'être pas définitivement extra-terrestre. Il n'y a que pendant les séances que je cesse d'être inexistante, ou de ne pas supporter d'exister ainsi".
Deux questions se posent d'emblée, qui si elles avaient une réponse, la remettraient à une place humaine, parmi les humains : qu'est-ce que c'est que cette sorte de boule immonde logée en elle ?
Il s'ensuit une série d'hypothèses quant au nom qu'on peut lui donner, dont je parlerai ensuite.
On pense bien sûr ici à la nomination de l'esprit qui possède.
Quelle est la faute qui est à la fois à l'origine de cette exclusion du registre de l'humain et de

l'existence de ce noyau vivant et monstrueux dont elle est le dépositaire ?

Nul doute pour elle qu'il y ait eu faute même si elle ne sait pas d'où vient la faute, elle s'y sait impliquée. Elle situe cette faute "*avant*" l'événement majeur de son enfance, du moins pour les autres : soit le suicide par pendaison de son père quand elle avait un an.

Celui-ci, enseignant par tradition familiale, avait abandonné l'Education Nationale au moment de la naissance de sa seconde fille F. pour se lancer dans la création d'une entreprise.

Cet espoir d'une nouvelle vie avait très vite sombré en faillite; persuadé qu'il ne pourrait jamais payer ses dettes, le père de F. fuyait la maison de plus en plus souvent pour y rentrer ivre, tard le soir.

Une de ses absences s'est prolongée plusieurs jours jusqu'à ce qu'on le retrouve pendu dans une petite église campagnarde isolée.

Il avait laissé une lettre à sa femme qui ne l'a jamais montrée à ses filles, pas un mot pour ses enfants, une très grosse dette pour la famille.

Mme F. pense que quelque chose de fautif s'était passé pour elle avant la mort de son père et qu'il en avait été témoin.

La mort l'aurait allégé de ce poids laissé à la charge de sa fille. "*Il est parti avec ma substance*" dit-elle parfois, "*il a emmené ce qui pourrait me faire désirer*" précise-t-elle maintenant. "*Je ne suis plus qu'une enveloppe, l'intérieur ce n'est pas moi, c'est ce monstre que je suis seule à connaître et que personne ne voit*".

Toute son enfance, elle avait quasiment oublié ce père mort dont la tombe n'était jamais visitée par une famille qui n'avait pas même mis de nom sur cette sépulture.

Elle était une petite fille craintive, timide, mais qui avait des moments d'excitation jubilatoire, en particulier quand elle organisait pour la famille de petits spectacles dont elle était la vedette au milieu de ses cousines et de sa soeur.

On la rappelait vite à l'ordre dès qu'elle"*s'excitait*", ce qui la rappelait sur terre avec autant d'incompréhension que de culpabilité.

A l'adolescence elle a soudain eu peur de grossir. Evoquant à nouveau ce qui l'habite, elle dit "*je ne pense pas supporter que ça bouge*", " *il faut que je durcisse les limites de mon corps pour que ça ne déborde pas. Si je prends ne serait-ce que quelques grammes, ils ne m'appartiennent pas, c'est lui le monstre qui déborde. Les autres croient me voir et ce n'est pas moi*". C'est seulement un peu plus tard qu'une sorte d'injonction incontrôlable a imposé les crises de boulimie suivies de vomissements.

C'est-à-dire qu'un va-et-vient entre ce qui déborde, ce qui bouge et ce qui est provisoirement remis à sa place s'est mis en route de cette façon. La patiente estime qu'à l'adolescence d'abord, quand les garçons ont commencé à lui faire aussi peur qu'envie, au cours de l'analyse ensuite, elle a peu à peu perdu la structure, le squelette qui permettait à son enveloppe corporelle de tenir sans que l'intérieur ne se manifeste.

Ce squelette représentait selon elle une identification à son père, tant qu'il tenait debout, et que toute petite elle l'admirait.

Elle pense qu'ainsi tout désir pour son père était écarté de sa conscience par cette façon de l'incarner sans encore être habitée par quoi que ce soit.

Les hypothèses sur ce qui l'habite ont été d'abord celle de considérer qu'il s'agirait d'une sorte de reste de son père dont elle aurait ainsi été la dépositaire; seul monument réel à ce mort dont on ne prononçait jamais le nom. Cela a chuté depuis qu'elle a imposé à sa famille la pose d'une plaque sur la tombe de son père.

Ensuite elle a aussi pensé qu'un enfant inces-

tueux autant qu'imaginaire pourrait être ce dont elle serait sinon enceinte, du moins possédée. Mais elle reste torturée par la crainte qu'aucune hypothèse, aucune parole ne pourra sonner vrai pour nommer ce qui l'habite et donc la débarrasser de ce qui lui rend l'existence impossible.
"ça s'est installé avant que je ne sache parler" dit-elle. Et son père serait parti avant de l'aider à trouver les mots libérateurs et donc à pouvoir se pardonner, ce qui l'a *"ouverte*" ainsi à *"l'entrée*" de cette "*chose innommable"*. Mais, elle est sûre qu'il aurait été tellement horrifié par ce qu'il aurait entrevu chez sa fille que les mots lui auraient peut-être manqué pour le nommer.
Là git l'hypothèse fondamentale quant à la faute qui la fait sortir de l'humanité.
Un mot est quasi imprononçable pour elle, c'est celui de masturbation. De nombreuses périphrases l'ont amenée à dire l'horreur de toute jouissance féminine et solitaire en tant que *"jouir de rien,"* parce que le phallus n'y est pas.
C'est le crime majeur qui interdit l'entrée dans le monde des humains.
Si aucun désir masculin, marqué par la réalité d'une érection ne vient *"couvrir"* et *"boucher*" la *"béance d'un désir féminin*", place est faite au monstre. La seule érection qui fasse partie de son histoire jusqu'ici est celle qu'elle imagine d'un pendu oublié dans le vide.

"Le phallus, on peut s'en passer à condition de s'en servir", nous dit Lacan. Quand sur ce "*de s'en servir*" porte un impossible, un tabou, au-delà d'un interdit, s'ouvre une béance, non bordée de signifiant, la jouissance de l'Autre (*c'est ce en quoi les femmes et les psychotiques se ressemblent, sauf que les femmes, non psychotiques, elles, ont la ressource de se référer du phallus).*
Ce qui revient à dire que ce qui possède, c'est la

jouissance de l'Autre, non pas l'Autre comme tel. Les tradithérapeutes, comme les psychanalystes aident à nommer cette jouissance en la nommant *possession*, ce qui met, dans cet imaginaire, du signifiant. C'est de ce retour au phallus comme fondant un ordre, que peut venir l'opération, non imaginaire, mais symbolique, d'expulsion au dehors de la jouissance nommée par son entour, du fait de l'opération signifiante phallique.

Mme F. en est au stade initial de nommer la possession comme telle. Cela permet une première opération symbolique introduisant une signification, donc une limite dans un discours qui tend à ne pas l'entraîner dans les méandres d'un imaginaire débordant.

Cet effet de signification n'est possible que du fait qu'il y ait rencontré, par le biais du signifiant "*possession*" entre le discours de l'analysante et celui de l'Autre incarné par l'analyste.

Il résulte de cette rencontre que ce mot veut bien dire quelque chose, ce qui le réintègre dans la chaîne signifiante en le liant à d'autres signifiants; la *dépossession* devient dès lors envisageable.

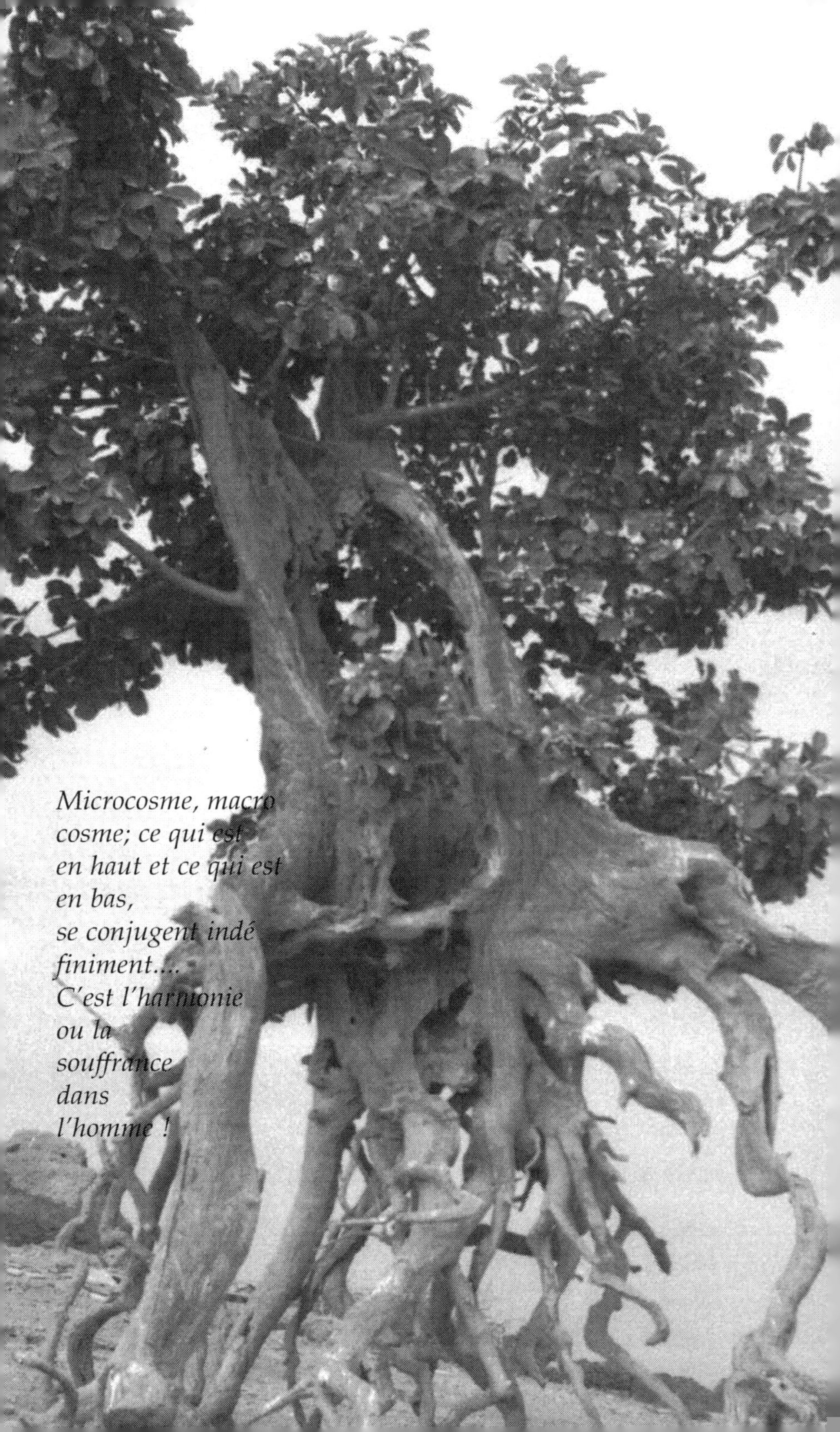

Microcosme, macro
cosme; ce qui est
en haut et ce qui est
en bas,
se conjugent indé
finiment....
C'est l'harmonie
ou la
souffrance
dans
l'homme !

Identification et possession.

Enseignement sur les pratiques du réel.

P.Pernot.

Exposé d'introduction au séminaire du GRAP-PAF" Identification et possession", Paris 2001.

On peut considérer l'invention freudienne à partir de deux axes : celui de la découverte de l'objet psychique comme étant toujours manquant au cœur du réseau des représentations verbales qui détermine les coordonnées de sa place vide. En psychanalyse, l'objet causal est, pour reprendre le terme de Freud, une « *lacune dans le psychisme* » dont les conditions d'impossible recouvrement peuvent être rigoureusement élaborées et transmises. Le second axe montre que le rapport du sujet à la castration (nom donné à cet impossible recouvrement du réel lacunaire) dépend du mode par lequel, dans le langage, le sujet articule ce manque. Que la confrontation au lacunaire apparaisse comme le retour d'un refoulé au détour d'un symptôme, d'un lapsus, d'un mot d'esprit, d'un rêve, et la structure subjective est la névrose, tandis que la forclusion des représentations verbales nouant les conditions du manque induit la psychose et que le rapport de déni au manque signe la perversion.

Quelle que soit l'articulation, le manque est rendu sensible et prégnant pour le sujet par le rapport qu'il entretient avec la figure mythique de ce que Freud appelle « *cet autre personnage préhistorique, inoubliable, que nul n'arrive plus tard à égaler (...) et au compte duquel sont versés les accès de vertige, les sanglots* »[1] du sujet éprouvant la castration. C'est sur la scène où le sujet dramatise ce partenariat avec l'altérité que se joue ce qui est articulé de sa façon d'être structuralement « *possédé* » par le langage. On sait comment dans « *L'esquisse d'une psychologie scientifique* » et sa correspondance à Fliess, Freud conjugue les deux dimensions de la relation à l'autre mythique et de l'articulation langagière de la castration : le manque éprouvé dans le langage recouvre l'impuissance originaire de l'enfant prématuré à la naissance, incapable de survivre seul dans son milieu. L'appel qu'il crie à autrui pour accomplir l'action spécifique qui apaisera la tension interne, la réponse qu'il en aura, ce qu'il choisira de faire de cette réponse, sont pour Freud les éléments qui détermineront la subjectivité singulière de chacun.

À l'âge adulte, les manifestations du sujet conserveront ce caractère d'appel à la figure inoubliable à laquelle se voue le névrosé. La clinique des hystériques fera découvrir à Freud comment c'est vers cet autre que sont orientés le chiffrage symptomatique du manque, l'accès pathologique, la possession.

De cet autre, le sujet ne cesse d'interroger l'obscure volonté, tout comme il interroge le moindre mot, au pied de la lettre, sur ce qui a présidé à sa naissance. Il questionne ce qu'ont été les jeux des protagonistes dans les structures de parenté qui ont régulé les échanges, le hiatus entre ce que prévoit l'automatisme des règles coutumières et la façon dont ses ascendants ont incarné, suivi, enfreint, gauchi ces règles, y laissant la trace de leur propre désir dont il est l'héritier.

Mais le rapport à l'autre risquait de rester confondu avec les avatars imaginaires de la relation si Lacan n'avait pas constitué l'Autre, non plus comme un être, voire une personne, mais comme un lieu structural. L'Autre auquel se réfère la possession chiffrée du symptôme est lieu du langage, « *trésor des signifiants* ».

Les formes de l'énigme du retour du refoulé pour le névrosé ou de la certitude du réel non pris dans la fiction du langage chez le psychotique sont les manifestations de la manière dont le sujet est possédé par le langage, selon qu'il est dupe ou non de sa fiction, alors que pour lui le signifiant a ou non « *tué* » la Chose.

La psychanalyse est-elle le seul discours à permettre au sujet possédé par le langage d'inventer un savoir sur ce réel ? Certes non. Quel que soit le discours, le sujet veut savoir. C'est ce qui, dit Lacan, fait sa « *dignité* » : vouloir constituer du savoir sur l'effet qu'il subit du langage. Issus d'autres types de lien social que celui du discours analytique, des rites de possession peuvent être à cet égard éclairants pour l'analyste.

Le Ndeöp des Wolof du Sénégal est de ceux-ci.

L'AUTRE TORIQUE DU LANGAGE ET LES TROIS IDENTIFICATIONS FREUDIENNES .

Avant de décrire ce rite, il convient de rappeler en quels termes Lacan construit la question de la possession et de l'identification. S'appuyant sur les constructions structurales de Jakobson et de Lévi-Strauss, Lacan au début des années cinquante pourra dégager la psychanalyse des impasses de l'Ego psychology qui ne distingue pas la relation imaginaire à l'autre et la dimension symbolique de l'aliénation dans le langage. Doit-on pour autant mettre ces références à la linguistique structurale sur le compte d'un structuralisme en psychanalyse ? Certainement pas. Lacan suit à la trace l'inconscient dans sa structure, non pour la mettre à plat, mais pour en construire les conditions de l'impossible suture. En cela il fait retour à la découverte freudienne qui définit l'irréductible du refoulement comme *«reste d'excédent sexuel intraduit en images verbales »*.(3) Cet incontournable défaut de traduction qui s'avoue dans la littéralité des formations de l'inconscient interdit toute mise à plat. L'éradication du sujet de la philosophie que recherchent les structuralistes des années cinquante-soixante est différemment atteinte par Lacan. La barre que le signifiant fait tomber sur le sujet lui interdit toute lecture de la structure de l'inconscient sans ce « reste ». L'inadéquation première du langage et de la sexualité introduit l'impossible au cœur de la structure.

Lorsque les ethnologues considèrent les prohibitions et prescriptions sexuelles sous l'angle des stratégies matrimoniales, ils peuvent mettre à plat les termes d'une structure puisqu'ils envisagent la circulation des femmes et des biens comme échanges régulant une rigoureuse égalité entre les groupes ethniques, qu'il s'agisse d'échanges dans l'organisation dualiste, entre cousins croisés, ou d'échanges généralisés. Chaque départ d'une femme pour un autre groupe est compensé par l'arrivée d'une autre, issue de ce groupe, pour un mariage. Dans ces conditions, le système se boucle sur lui-même, sans reste. Par exemple, la description de la structure chez Lévi-Strauss lui permet d'écrire à plat, géométriquement dans le plan, le circuit des mariages possibles chez les Scherente du Brésil. Le schéma organise les rapports à autrui en fonction de la loi des interdits matrimoniaux. Trois ans plus tard, c'est le circuit du désir du sujet corrélé à l'Autre des lois du langage dont l'axe coupe les rapports du moi du sujet au moi de l'Autre que Lacan écrit avec le schéma L.

La distinction entre les deux schémas, pourtant si apparemment proches, est la demi torsion qui chez Lacan génère un espace qui ne relève plus du tout de la géométrie plane mise en œuvre chez l'ethnologue. L'utilisation du signifiant chez Lacan, la référence à l'Autre comme lieu du langage impliquent un espace topologique. Alors que la géométrie dans le plan prend intuitivement la sphère comme support, c'est avec la surface du tore que Lacan introduit la topologie en psychanalyse parce que ses caractéristiques mathématiques permettent de tenir compte d'une lacune, d'un reste irréductible. Suivons pas à pas la démonstration de Lacan. En 1953, Lacan note : « *Quand nous voulons atteindre dans le sujet ce qui était avant les jeux sériels de la parole et ce qui est primordial à la naissance des symboles, nous le trouvons dans la mort (…). C'est comme désir de mort qu'il s'affirme pour les autres, qu'il s'identifie à l'autre (…). Dire que ce sens mortel révèle dans la parole un centre extérieur au langage est plus qu'une métaphore et manifeste une structure différente de la spatialisation de la (…) sphère où l'on se plait à schématiser les limites du vivant et de son milieu. Elle répond plutôt à ce groupe relationnel que la logique symbolique désigne topologiquement comme un anneau. À vouloir en donner une représentation intuitive (…), plutôt qu'à la superficialité d'une zone, c'est à la forme tridimensionnelle d'un tore qu'il faudrait recourir pour autant que son extériorité périphérique et son extériorité centrale ne constituent qu'une seule région* ».(5)

Pour rendre sensible cette surface qu'est le tore, disons qu'une chambre à air donne une image connue de tous de cet anneau cylindrique dont le « *centre* », vide, est en continuité avec son extérieur.
Au fil des années, Lacan tire avec rigueur les conséquences de cette avancée. Dans le Séminaire de

1962 sur l'identification, tandis qu'il montre la construction enserrant l'objet a, il précise les modalités du rapport de possession du sujet névrotique à l'Autre du langage. Il y a deux façons de parcourir la surface du tore.
la première en faisant le tour du trou axial concentriquement au centre vide. C'est parcourir longitudinalement la surface.
La seconde trace un cercle autour du cylindre du boyau torique par un trajet dit méridien.

Par le ratage de l'objet, la demande dans sa répétition effectue des tours méridiens toujours décalés. Ce n'est qu'après avoir parcouru la spire de plusieurs tours méridiens que la demande boucle un parcours qui aura fait le tour du vide central dans un trajet longitudinal passant ainsi inaperçu. Le cercle longitude est ce que Lacan définit comme le désir, qui reste inconnu par structure dans la répétition de la demande faisant le tour d'un objet manquant. Parce que la demande est toujours déçue dans le glissement métonymique de sa répétition, elle se soutient d'un vide ; le boyau torique. Ce vide n'est pas le rien de l'objet cerné comme objet du désir, qui lui est le trou central, « extime » au tore du langage, ainsi que l'exprime Lacan. Lacan en conclue, en 1962, ce qu'il appelle "*la forme la plus radicale que l'on puisse donner à ce qui se passe chez le névrosé dans son rapport à l'autre préhistorique via sa possession par le langage. Ce rapport s'inscrit sur le nouage de deux tores, enlacés par le trou central. Le cercle de la demande de l'un est aussi celui du désir de l'autre. Ce que le névrosé vise comme objet est la demande de l'Autre, ce qu'il demande est l'objet du désir de l'Autre*. Lacan précise enfin : « *l'accent est mis différemment selon les deux versants de la névrose. Pour l'hystérique, l'accent est mis sur l'objet de l'Autre pris comme support de sa demande ; pour l'obsessionnel, il est mis sur la demande de l'Autre pris comme objet de son désir* ».[7]

Cette question, de ce que l'on pourrait dire la topologie de la duperie dans la fiction du langage, est reprise enfin dans le Séminaire de 1976 : «*L'insu que sait de l'une- bévue s'aile à mourre* ».[8]

Lacan veut en préciser encore l'approche. Ici, le retournement du tore donne support matériel à ce qui était appelé en 1953 « *ce qui est primordial* à *la naissance des symboles* » et que Freud avant lui avait laissé dans sa fonction de semblant mythique de l'identification au père de la horde primitive.

Pour Freud, l'ingestion lors du repas totémique permettait que ce qui est externe au sujet devienne intuitivement interne au moi, par la transformation d'un objet d'amour et de haine en trait auquel le moi accroche son désir. Le retournement du tore, tel celui d'un doigt de gant, réalise cette particularité en faisant passer à l'intérieur la face externe et réciproquement. Le retournement a pour conséquence d'intervertir les cercles méridiens de la demande et longitude du désir.

Précisément Lacan répertorie les trois modes mathématiques du retournement du tore. Je les évoque rapidement. On trouvera le détail dans la séance du 16 novembre 1976. Un mode met en jeu un seul tore, les deux autres opérant sur deux tores – tous les trois exigent qu'une coupure soit faite initialement sur la ou les surfaces. Dans le premier cas, une coupure est effectuée sur la surface, telle une entaille dans une chambre à air. L'ensemble de la surface est sorti par cette entaille jusqu'au retournement. Concernant deux tores inclus concentriquement, le deuxième mode commence par une coupure faite sur le tore extérieur.

Le tore intérieur dégagé se trouve alors enlacé au tore qui l'enveloppait. Une seconde coupure est ensuite nécessaire sur ce tore intérieur pour y faire passer la surface du second tore qui ainsi devient à son tour enveloppé. Enfin, le troisième mode implique deux tores enlacés par le vide central, comporte une coupure sur chaque surface et deux retournements simples.

Lacan nous rappelle à ce même Séminaire que la psychanalyse après Freud distingue trois modes d'identification :
L'identification au père mort, ou identification primordiale permettant l'introduction du symbolique.
L'identification que Lacan dit neutre, au trait unaire et que Freud montrait cruciale dans la « *Psychologie des foules* »
L'identification dite hystérique, au désir de l'Autre.
La question où Lacan nous laisse est précisément « *comment distinguer de façon homologue, les identifications sériées par Freud (…) et comment répartir les trois inversions du tore* » ?

Le rite de possession du Ndeöp où les ethnologues voient une effectuation de l'identification de l'ancêtre mort pourrait nous fournir à ce propos de précieuses indications.

Le Ndeöp .

Pour les Wolof du Sénégal, le rab est le double invisible du sujet, mais aussi un esprit ancestral appartenant au lignage dont il dépend. À ceux qui ont perdu son repérage ou ne savent l'identifier, ignorent sa place dans le lignage, à ceux qui simplement l'ont oublié, le rab sait se faire reconnaître. Bien sûr, il faudra payer ce savoir, et le payer d'une possession, d'une maladie par laquelle le rab, non situé à sa place dans la structure de

parenté va venir habiter le corps du sujet, en s'imposant à lui.
Une question se pose immédiatement. Cette expérience de construction du savoir peut-elle être intégrée dans le désir du névrosé livré à la figure de l'Autre sous forme de l'énigme, ou bien se confond-elle avec une expérience délirante, de certitude psychotique ? C'est bien sûr avec le délire d'influence que la possession est parfois comparée, voire confondue. L'adepte du DSM, plus attentif à la collection d'items hétéroclites qu'au repérage des façons dont le sujet est pris dans le langage, aura tôt fait d'estampiller son possédé. Quiconque a travaillé en milieu hospitalier accueillant des migrants africains gardera sans doute quelques croustillantes anecdotes concernant une méprise, où la mise en question d'une énigme et le dispositif thérapeutique au-delà de la Méditerranée sont pris de ce côté-ci, et sans autre forme de procès, pour certitude délirante et "*dissociation du moi*".
Soyons clairs : ce que nous rapportons ici du Ndeöp ne s'accompagne d'aucun phénomène de débâcle subjective dans la dissolution du langage. Les actes du rab parasitaire ne sont pas commentés, ni associés à la moindre hallucination verbale, ni assortis d'un automatisme verbal. Ils ne s'accompagnent d'aucun néologisme, d'aucun trouble discordant de la pensée.
Bien qu'il ait été abondamment décrit, je rappellerai quelques éléments du Ndeöp. Je dois l'exceptionnelle précision de sa description à Andras Zempleni[9] qui ne se contente pas de l'effet de nomination de l'esprit et suit scrupuleusement, structuralement, la matérialité de l'expérience. Le rituel se décompose en quatre parties.
La jeune femme est entourée par les femmes d'âge mûr, déjà possédées. Sans doute celles-ci induisent-elles chez la jeune femme, par sugges-

tion, les impressions d'envahissement par une érotisation, la jeune femme étant alors le lieu où cette jouissance ineffable déferle. Dans cette première partie, la jeune fille est dite habitée intrusivement, possédée pathologiquement par l'ancêtre qu'elle méconnaît. L'invasion psychique est ressentie avec souffrance. Les trois étapes suivantes correspondent à la mise en œuvre des trois opérations d'identification qui vont à la fois la séparer de l'ancêtre qui la possédait intrusivement et l'unir à ce même ancêtre par une relation cette fois médiatisée. L'expérience de la deuxième et de la troisième étape se fait au cours du rituel proprement dit du Ndeöp qui dure de 4 à 8 jours.

La deuxième étape permet l'identification du nom de l'ancêtre qui possède la jeune fille, la troisième étape met en œuvre, matériellement, le retournement en doigt de gant de l'intérieur possédé et persécuté de la femme qui va devenir un lieu extérieur où elle pourra vouer un culte à l'ancêtre. La quatrième étape durera tout au long de la vie de la femme, le culte à l'ancêtre mort articulant, symbolisant dans la fiction un lieu de condensation de jouissance.

Reprenons les quatre étapes.

La jeune fille présente, sous suggestion, des signes qui ne sont pas sans évoquer les hystériques de Charcot : maux de tête, de ventre, douleurs thoraciques, paralysies, cénesthésies, troubles de la locomotion, aménorrhée, anorexie, syncopes, transes, impressions d'envahissement corporel, de possession, expérience extatique. Elle est le lieu d'une jouissance qui la consume et qui se présente sous forme d'une dévoration intérieure, d'un vampirisme.

L'esprit de l'ancêtre qui l'a suivie puis pénétrée, le *rab* en wolof, loge dans sa tête et veut se faire connaître d'elle. C'est alors que le rituel est pro-

posé. La seconde étape commence avec la pulvérisation de lait sur le dos et la poitrine de la jeune femme. Cette friandise pour rab a pour but de le faire descendre de la tête. Les officiantes massent la possédée pour conduire le rab vers les pieds. Tout le corps de la possédée est mesuré à l'aide de racines d'arbres, puis recouvert d'un tissu blanc, lui-même recouvert d'un tissu noir, d'où le nom de Ndeöp qui signifie recouvrir. Les tissus blanc et noir sont ensuite inversés de position, celui qui était au plus proche du corps passant à l'extérieur.
Après l'inversion des tissus interne et externe, la femme doit nommer son *rab*. L'identification du nom clôt la seconde étape. Les ethnologues ont souvent considéré cette désignation comme le but et le ressort même du Ndeöp, attribuant l'effet de pacification de la possédée à une simple nomination. Mais de l'avis même des Wolof, le point crucial ne se résume pas à cette nomination. Le rite s'arrêterait-il alors qu'il n'aurait aucune efficacité. L'efficace ne vient pas que de la reconnaissance de l'esprit, il tient aussi de l'expérimentation de l'identification réalisée matériellement par le retournement en doigt de gant de deux corps enlacés.
Cette expérience consiste à faire passer l'intérieur de la femme possédée sur sa face externe afin que l'esprit vienne y prendre les offrandes qu'elle lui demandera d'accepter. Pour que cela soit réalisé effectivement, il faut le concours d'un animal qui sera sacrifié et dont le corps sera réellement retourné.
Comment cela se passe-t-il ? La femme et l'animal (généralement une chèvre) sont étendus l'un contre l'autre, emboîtés dans des positions parallèles, la face de la femme enserrant le dos de l'animal.
La femme crache dans la gueule de l'animal.
Ce qu'elle crache représente, concentre le *rab*.

Il venait d'être identifié par son nom, le voici identifié à un seul élément qui le représente en entier : le jet de salive expulsé de la bouche de la femme dans la gueule de l'animal. La femme assure à son *rab* (ainsi doublement en jeu dans l'identification) qu'elle prendra soin de lui lorsqu'il aura un habitat extérieur après qu'il aura transité par l'animal. Le texte rituel dit : « *à présent que le rab descende de moi et monte dans cet animal* ».

C'est alors que l'animal est sacrifié, gorge tranchée, son sang étant répandu sur le corps de la femme. Elle l'étale sur sa peau. Le texte rituel commente : « *le rab ne sucera plus son sang, ne mangera plus en elle. Ami, il mangera ce qu'elle* mettra sur elle ». Les intestins de l'animal sont vidés et la panse est retournée, fixée sur la tête de la femme, face interne vers l'extérieur. Alors que dans leur emboîtement, le corps de la femme était extérieur au corps de l'animal qu'elle entourait, maintenant l'intérieur de l'animal est retourné vers l'extérieur et enveloppe le corps de la femme. Elle restera ainsi jusqu'à ce que, chez elle, un lieu d'offrande, fait d'un piquet de bois et de deux poteries, soit installé. Le sang et les racines qui avaient servi à mesurer le corps sont mélangés pour faire une mixture qui sera la première offrande. Désormais, la femme rendra un culte sur cet autel domestique qui n'est pas sans rappeler les Pénates des Romains. La quatrième étape commence alors. Elle se poursuivra tout au long de la vie de la femme. Le *rab* qui causait la dévoration intrusive, la jouissance diffuse, devient un *Tuur*, ancêtre mort protecteur. Les identifications s'accompagnent d'une perte de jouissance pour le sujet. Je précise les identifications, au pluriel. Nous en avons déjà relevé deux. La première est de nomination, la seconde consiste en la représentation par un élément (le jet de salive) qui identifie en un trait ce qui a précédem-

ment été nommé. Nous allons voir qu'un troisième mode d'identification est en jeu.
L'autel domestique servira de localisation, de lieu d'échange pour ce qui ne peut plus être que l'évocation de cette jouissance perdue. Il y aura échange entre une offrande, un objet devant satisfaire le *Tuur* (comme par exemple le lait durant la cérémonie) et la constitution, pour la femme, de son être, plus précisément de cette qualité d'être qui, en wolof, se dit *dott* et qui est la part d'être asservie au monde des vivants soumis au langage, la part d'être exilée de la jouissance. Régulièrement, en contrepartie de la constitution de son être, elle demandera au *Tuur* d'accepter l'offrande de l'objet dont il est friand.
Dans cet échange, l'être de la femme est, pour le dire dans nos termes, identifié à l'objet de l'Autre dont elle fait le support de sa demande.x Est en jeu ici ce que Lacan définit dans son Séminaire sur l'identification comme la dernière des trois identifications freudiennes : l'identification à l'objet du désir de l'Autre. Vous avez reconnu l'épreuve des trois identifications freudiennes : l'identification primaire de la nomination du père symbolique a pour support l'inversion simple de l'intérieur et de l'extérieur, la seconde identification est celle qui permet de prélever un trait unaire sur ce qui a été identifié au temps précédent. Enfin, l'identification dite hystérique met en jeu le retournement des deux tores enlacés.

Deux remarques :

Deux remarques ici : - d'une part, cette pratique de retournement après deux coupures, imagées ou effectives réalisées sur les corps du patient et de l'animal pour identifier l'ancêtre mort et construire un savoir sur l'énigme de ce qu'il veut, forme un ensemble rituel avec les cultes Orisha des Yoruba et Vodun des Fons. Elle semble avoir pour origine les anciens royaumes du Dahomey qui ont également donné naissance aux rites afro-américains du Candomble brésilien et des Loa haïtiens. Mais elle se retrouve aussi avec le Zar éthiopien et dans d'autres ethnies africaines. Enfin, certains de ses traits sembleraient généralisables à des pratiques de possession ou de chamanisme distribuées dans des aires culturelles très différentes.

Pour cette zone africaine, certains invariants sont repérables : la coupure sur le corps de la possédée initie le premier retournement. L'esprit et sa jouissance intrusive la quittent. Elle crache dans l'animal. Le sacrifice permet de poursuivre le premier retournement : la face interne de la malade, insufflée dans l'animal se retrouve en face externe, sur elle, après le retournement de celui-ci, sous forme du sang que l'esprit désirait et qu'elle lui demande d'ingérer. Le second retournement est réalisé par l'animal, enserré, dont le tube digestif se retrouve retourné sur la possédée, face interne vers l'extérieur.

Le culte Orisha des Yoruba paraît montrer une variante avec échange des espaces toriques lors de coupures simultanées : la coupure sur la possédée est pratiquée effectivement au niveau du crâne tandis que l'esprit s'en dégage, on y glisse l'*Oshu*, agglomérat de feuilles spécifiquement utilisées pour ce rite et imprégnées du sang de l'animal sacrifié.

La seconde remarque concerne le cadre que le rite de possession permet à la constitution du savoir du sujet. Dans les traditions religieuses occidentales, la possession était, ou est encore, considérée comme localisation du mal dans un corps dont il convient de l'extirper ou qu'il faut détruire dans un feu purificateur. La possédée est retranchée de la communauté pour l'éternité si l'exorcisme ne vient pas briser ce pacte. En Afrique, la possession permet au contraire à l'individu de se constituer subjectivement à partir de l'identification à l'esprit auquel il va rendre un culte tout au long de sa vie. Le Ndeöp est une pratique qui permet aux femmes d'articuler la jouissance au culte d'un ancêtre mort porteur d'une fonction organisatrice, régulatrice.

Ces rites africains sont appelés à se répéter dans une périodicité répondant d'ailleurs à un calendrier fixé. Il ne s'agit pas de réitérer ce sacrifice, sauf nécessité due à une rechute dans l'angoisse de la possession sauvage. Il s'agit plutôt de ritualiser le rapport au *Che Vuoi* de l'Autre identifié.

PLURALITÉ DES DISCOURS, SINGULARITÉ D'UNE TOPOLOGIE INOUÏE :

Les rites ressortissent à un type de lien social (c'est-à-dire de discours, au sens lacanien de ce terme) étranger à la psychanalyse. Ils mettent en jeu une cause qui n'est pas celle de la psychanalyse (dans « la science et la vérité », Lacan distingue la cause magique, héritière de la cause efficiente d'Aristote et la cause en psychanalyse, héritière de la cause matérielle).

Ces points rappelés, il faut souligner qu'ils peuvent, comme ici dans le cas du Ndeöp, enseigner l'analyste lorsque le ressort de leur efficace est une pratique rigoureuse du réel.

Marcel Mauss rapprochait magie, technique, art du savoir- faire et acte[11] Cette série ne nous laisse pas indifférents. Elle relève de la praxis, que Lacan dans son commentaire du Banquet[12] nous invite à reconnaître comme l'expérimentation même de La Chose que Platon avait l'innocence de penser atteindre grâce à un idéal d'adéquation

du discours au réel. Pour Freud, l'hétérogénéité entre le réel du sexe et les représentations verbales entraîne le hiatus radical de la castration symbolique et la perte de la Chose.
Si le Ndeöp permet le déploiement de l'identification de l'Autre mort, responsable du pacte symbolique, c'est que, comme acte, il sanctionne une expérimentation de l'espace dont la pratique même est confrontation au surgissement du réel.

On peut se tenir à cette conclusion, sans chercher d'autre raison à l'efficace de la pratique. Le Ndeöp montre que ce qui y est à l'œuvre est la topologie qu'il mobilise.
Voilà qui donne une existence particulière supplémentaire à cette affirmation lacanienne : « la topologie, c'est la structure même », formule qui confronte le praticien à l'obligation de produire un acte qui relève de l'art d'un savoir faire inouï avec le réel.

Exposé d'introduction au séminaire: « *Possession et identification* ». Paris. Groupe de Recherche et d'Application des concepts Psychanalytiques à la Psychiatrie en Afrique Francophone.

1- Freud S., Lettre à Fliess du 6.XII.1896, La naissance de la psychanalyse, Paris, PUF, 1956, P. 159.
2- Cf. Lacan J., Le Séminaire « *L'identification* », Leçon du 14.III.1962, (inédit).
3- Freud S., Lettre à Fliess du 6.XII.1896, id. cit.
4- Lévi-Strauus C., « *Structures sociales dans le Brésil central et oriental* », Anthropologie structurale, Paris, Plon, 1958, pp. 133-145.
5- Lacan J., « *Fonction et champ de la parole et du langage en psychanalyse* », Écrits, Paris, Seuil, 1966, pp. 320-321.
6-Lacan J., Le Séminaire « *L'identification* », Leçons du 10.IV et du 9.V. 1962, (inédit).
7- Lacan J., id. cit, Leçon du 30.V.1962.
8- Lacan J., Le Séminaire « *L'insu que sait de l'une-bévue s'aile à mourre* », Leçon du 16.XI.1976, (inédit).
9- Zempleni A., « *Des êtres sacrificiels* ». Sous le masque de l'animal (Essai sur le sacrifice en Afrique noire), Paris, PUF, 1987, pp. 267-317.
Cf. également « *la dimension thérapeutique du culte des rabs. Rites de possession chez les lebu et les wolof* ». Psychopathologie africaine, 1966, II, 3, 295-439.
10- Lacan J., Le Séminaire « *L'identification* », 1961-1962, Leçon du 30.V.1962, (inédit).
11- Mauss M., « *Esquisse d'une théorie générale de la magie-1902* », Sociologie et anthropologie, Paris, PUF, 1968, p. 11.
12- Lacan J., Le Séminaire, Livre VII, Le transfert, Paris, Seuil, 1991, p.99.

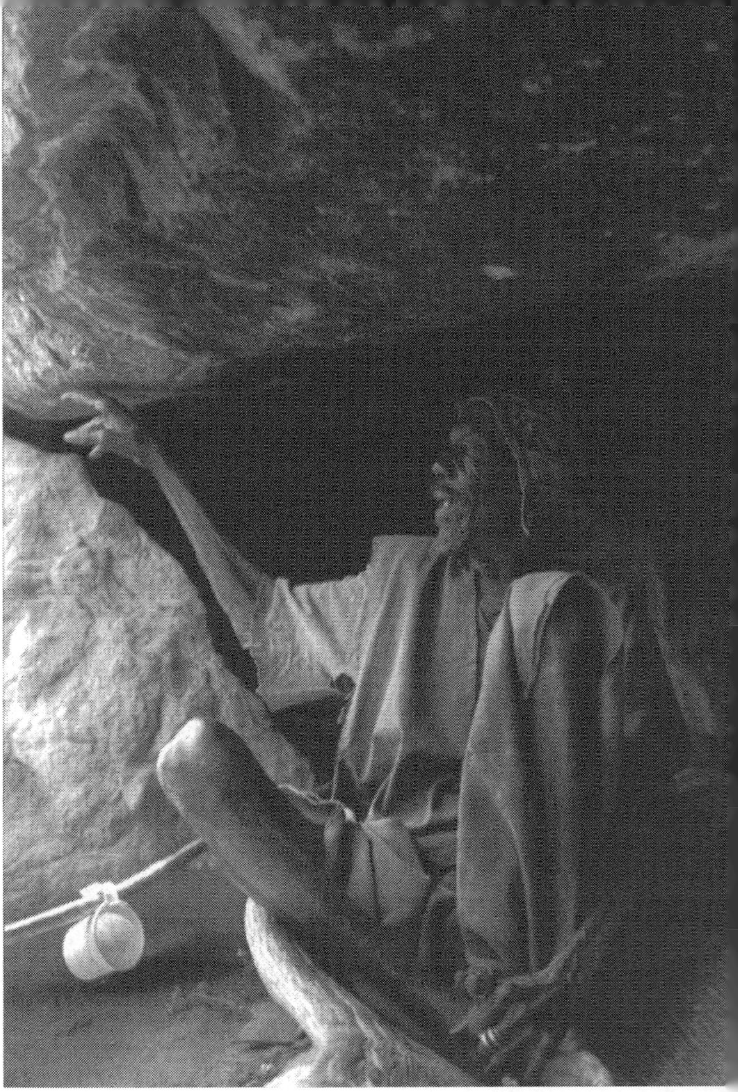

Ogon, sage intouchable Dogon.
Village des falaises de Bandiagara.

De la Palabre à la Transe.

Collectif.

Les "**Lieux d'interface psychiatrie-psychanalyse**" sont ceux où se fait entendre la parole du sujet. Lieux privilégiés sans doute en Occident...!
En effet, les occidentaux que nous sommes vivons à l'ère dite de la *"communication"*, celle véhiculée par les médias, et censée transmettre l'information; objectivement d'un émetteur à un récepteur.
Les psychanalystes pour leur part s'inquiètent de ce que devient le sujet dans cette dite communication où l'on ne repère pas son implication.
Jacques Lacan, dans "Fonction et Champ de la Parole et du Langage" (1) nous rappelle qu'à *"mesure que le langage devient plus fonctionnel, il est rendu impropre à la parole"*.
Que l'Afrique, comme on le dit souvent soit le continent de la parole, a donc de quoi nous séduire.(2)
Mais qu'est-ce que cette prévalence de la parole dans les cultures africaines ?
Nous ne nous pencherons pas dans cet exposé sur l'histoire de ces cultures dont les références se fondent sur une transmission orale. Nous prendrons plus simplement les choses par le biais de découvertes personnelles, puis par une tentative

1- Lacan.J,Ecrits, Paris Seuil

2- ibid, p298

de cerner comment est mise en oeuvre la parole dans deux occurences, soit la **palabre** et la **transe.**
Une première expérience de parole en Afrique fut celle de mots banalement échangés avec un inconnu qui aboutirent à une reconnaissance, sous la forme d'une interrogation : "*Nous parlons peut-être le même langage* "?
La réponse donnée à la question ordinaire : "*Que faites-vous dans la vie ?*"fut accueillie avec un désir de savoir tel, qu'une comparaison s'imposa entre la psychanalyse, le rapport à l'inconscient, la tradition africaine avec son recours aux dieux, aux génies; c'est à dire à l'Autre pour rendre compte des phénomènes qui échappent à la maîtrise consciente de nos esprits.
Notre interlocuteur africain ne cherchait pas une information, il mettait en jeu ses interrogations.
Et là, nous citerons encore Lacan (3), "*La fonction du langage n'est pas d'informer mais d'évoquer.*
Ce que je cherche dans la parole c'est la réponse de l'autre. Ce qui me constitue comme sujet, c'est ma question".

3- *ibid p 299*

Il y eut là pour nous une double rencontre, non seulement celle d'un homme avec qui eut lieu cet échange, mais aussi celle d'une culture.
De l'apparente banalité d'une conversation, partie pour n'être que conventionnelle, peut sortir un échange réel !
Qu' un "***nous***" fut la conclusion de ce dialogue constitua une surprise. Ce "*nous parlons peut-être de la même chose*", ce "*nous*" dont Lacan dit, "*c'est à l'inter-subjectivité du* ***/nous/*** *qu'il assume, que se mesure en un langage sa valeur de parole*".
Cette rencontre a marqué parce qu'elle fut inaugurale, et que c'est à elle que nous devons d'avoir poursuivi notre travail en Afrique.
On fait heureusement des rencontres ailleurs

qu'en Afrique, même s'il semble que ce soit souvent plus difficile car moins inscrit dans un rapport socialement établi à la parole.
La valeur de la parole en Afrique, il nous est arrivé, dans un second temps, d'en douter.
Par exemple quand, pris dans notre conception européenne du temps, nous supportions mal de voir arriver quelqu'un, une ou deux heures en retard à un rendez-vous. *"Il n'a pas de parole"* était le premier commentaire qui venait spontanément.(4)

4- *ibid , Fonction et Champs de la Parole et du Langage p299*

Un autre exemple, lui aussi lié à certaine conception du temps mais aussi d'une politesse due à la codification des rapports sociaux, est celui des longs moments passés à échanger, lors de réunions autour d'un thème précis, des propos interminables, apparemment sans aucun rapport avec le sujet qui nous réunissait.
C'est là que l'usage français plutôt péjoratif du mot "*palabre*" semblait pouvoir s'appliquer.
Mais nos *palabres* à la française, conversations de salons ou bien de café du commerce, se terminent généralement en *"queue de poisson"*: il n'en sort rien, on a juste passé le temps, on n'a rien dit et on s'en tient là. On peut à juste titre alors penser qu'il s'agit de *"parole vide"*.
Au contraire la *palabre africaine,* celle du moins qui est institutionnalisée, représente un prélude obligé, et semble-t-il nécessaire, à une conversation plus véritable. Il n'est pas question d'en venir au fait trop vite, n'importe comment.
A ce prix on accède à une parole pleine.
Nous nous sommes alors demandés s'il s'agissait d'un usage social de la parole comme vide. Autrement dit une entrée en matière, aussi conventionnelle, quoique plus longue et plus élaborée que nos formules de politesse occiden-

tale quand celui qui demande de ses nouvelles à l'autre n'a que faire de la réponse.

Dans la palbre on est frappé, dans ces moments préliminaires à toute conversation, de l'attention portée par chacun aux dires de l'autre, et de l'adéquation des réponses qui sont formulées, même si le contenu reste superficiel en apparence.

Quand on participe à ces véritables cérémonies qui célèbrent l'échange, continuer de croire que c'est vide au sens de ne pas servir la parole n'est guère recevable.

Cela fait penser à la rectification qu'apporte J.Lacan à l'usage fait par les analystes du concept
5- *ibid*
de *Parole vide* quand il évoque (5) *"Le sujet"* qui *"semble parler en vain"*, et *"la dépréciation croissante dont la parole a été l'objet dans la théorie et la technique"*.

Toujours à propos de la psychanalyse, plus précisément du fonctionnement d'une cure, du procès psychanalytique c'est-à-dire de ce qui doit aboutir à *"l'avènement d'une parole vraie"*, Lacan souligne que *"c'est le vide qui d'abord se fait entendre"* (6).
6- *ibid*

La classique frustration du sujet qui parle ainsi ne *"serait-elle pas inhérente"* à son *"discours même"*
7- *ibid p254*
8 -*ibid p248*
(7) se demande-t-il, ajoutant que le sujet s'y engage sans doute dans une *"dépossession toujours plus grande de* (8) *cet être de lui-même"*, s'apercevant au fil de ce discours *"tenu pour un autre"*, *"tenu comme un autre"*, destiné à être *"dérobé par un autre"* de l'aliénation fondamentale dont il est l'effet.

Mais ce discours est indispensable car c'est de sa brisure que peut naître la parole.

9- *ibid*
Lacan parle (9) des scansions dans la cure comme ce qui *"ne brise le discours que pour accoucher la parole"*.

Bien sûr, dans la palabre africaine, il n'y a pas ce récit sur soi-même, mais il y a un discours tenu pour l'autre, tenu comme un autre, selon une ritualisation qui pourrait être considérée comme la mise en scène de l'aliénation du sujet au langage de l'autre. Nécessaire toile de fond de laquelle peut surgir la subjectivité dans la parole de chacun.

La différence est l'absence de leurre: l'analysant qui parle commence par croire qu'il dit quelque chose, alors que dans la palabre, chacun sait que de vérité il sera question plus tard, mais qu'il faut d'abord"*parler ensemble*".

10 -Cf Film du GRAPPAF "Adama ou l'Esprit retrouvé"

Je cite là (10) un sujet africain longtemps coupé des autres par sa psychose qui l'a amené à l'hôpital psychiatrique, et dont les premières paroles quand il a pu enfin retrouver sa famille, ont été la célébration de la palabre comme cérémonie de retrouvailles avec l'autre, avec les autres : "*On va s'asseoir sous l'arbre à palabre, on va parler ensemble*".(11)

11 -Ecrits, ibid p316

En Occident, c'est de nos jours du moins, le discours analytique qui a promu la valeur du semblant: je cite encore Lacan (12) : "*c'est parce que l'analyste en corps installe l'objet à la place du semblant, qu'il y a quelque chose qui existe et qui s'appelle le discours analytique... Nous voyons que comme discours et pas dans ce qui est dit dans son dire, il nous permet d'appréhender ce qu'il en est du semblant*". "*Ce autour de quoi nécessairement tourne tout discours ajoute-rien*". Là aussi, il va falloir parler longtemps et abandonner l'usage de l'interrogatoire à l'européenne : "*Il est sage de ne pas attendre d'être renseigné directement par les réponses faites à nos questions, mais de penser que le tableau prendra forme et couleur à partir de touches mises ci et là..*(13)" "*Il importe moins d'enregistrer des informations*

12- dans le Séminaire "Ou pire", séance du 21/6/72

13 -Oedipe Africain Edmond et Marie-Cécile Ortigues p 46

objectives que de discerner les traits significatifs par lesquels chacun se situe dans la vision qu'il se donne de la famille ou des événements" (14).

14- Oedipe Africain Edmond et Marie-Cécile Ortigues p44

Nous sommes bien là devant la nécessité de parler le temps qu'il faudra pour que des vérités subjectives puissent se dire.

Là encore, il y a les exigences codifiées de la politesse africaine : "*Pour parler, il faut avoir du temps, le temps... le temps d'attendre, le temps de faire connaissance, de s'habituer les uns aux autres, de voir venir. Au Sénégal, les salutations sont longues, véritables rituels à forme de litanie ; elles doivent durer tout le temps nécessaire pour mettre les visiteurs à l'aise*" (15).

15- Oedipe Africain Edmond et Marie-Cécile Ortigues p29

Ils ajoutent que "*la fonction de ces salutations paraît être de nier toute éventualité d'intentions agressives*".

Il y a une autre raison d'user de cette prudente parole préalable: car on sait le poids des mots en Afrique et l'on se méfie de leur pouvoir.

La description que font les époux Ortigues, des premiers contacts avec les familles qu'ils ont eu à recevoir, rend bien compte du risque pris si l'on parle trop juste. Par exemple, toute parole visant à "*mettre en évidence l'intelligence, la bonne santé, la prospérité sont dangereuses, parce que risquant de susciter la jalousie, l'envie et, partant, des pratiques de maraboutage et de sorcellerie*" (16).

16- ibid

On évite alors de nommer directement ce qui pourrait susciter le désir de l'Autre : on ne doit pas demander "*combien avez-vous d'enfants?*" mais "*combien avez-vous de bouts de bois ?*" ou "*combien avez-vous d'ombres ?*".

On reconnaît à la nomination une telle importance qu'un jeu doit permettre de la cerner sans la dire afin de mener le débat qui convient avec l'angoissant désir de l'autre ; le temps du moins de mieux appréhender cet autre et en apprécier

les intentions.
En tant que cliniciens, les Ortigues ont constaté lors d'entretiens(17) où se tenaient des propos apparement anodins, de subites manifestations d'anxiété. C'est la peur d'en avoir trop dit et trop vite car le moindre mot spontané peut dévoiler une vérité qui se perd si elle est mal entendue.
On redoute *"les oreilles qui gâtent ce qu'elles entendent"*.

17- ibid p30

Bien sûr, comme partout, on redoute le jugement des autres, mais aussi on préserve la vérité tant que ce n'est pas le moment de la laisser parler.
A n'être pas assez vide, la parole risque d'être trop pleine. Ce risque qu'on prend à parler existe bien sûr pour tout un chacun, mais en Afrique, des règles aident à s'y préparer.
Après la phase des politesses, vient celle des métaphores qui truffent un discours riche de sens par ses complications-mêmes.
Pour se permettre de parler vrai, il faut le temps, nous l'avons déjà vu, il y faut aussi l'expérience .
Curieusement dans ces cultures où la parole est si importante, l'enfant n'est pas supposé avoir quelque chose de personnel à exprimer.
C'est en tout cas une constatation clinique soulignée dans l'ouvrage déjà cité, l'Oedipe africain. *"Il est traditionnel que le père n'ait pas de conversation avec ses enfants : ceux-ci doivent écouter ordres et conseils, et répondre seulement si on les interroge ; ils doivent discrètement quitter la pièce où les adultes parlent entre eux"*.
Ce droit prioritaire à la parole reste, quel que soit l'âge qu'on ait, le privilège des plus anciens.
Il y a pourtant une circonstance particulière où un individu va être amené à prendre la parole selon d'autres modalités que celles de la hiérarchie familiale et sociale habituelle: c'est quand un

sujet est **possédé.**
Celui qui parle alors par la bouche du sujet, c'est le génie, le dieu, l'ancêtre. La parole n'est pas considérée comme celle du sujet mais comme celle de l'Autre par qui il est possédé.
C'est un symptôme, une maladie qui révèlent généralement la présence d'un esprit.
Dans la plupart des ethnies africaines, là où l'on attribue certains symptômes aux génies, existent ce qu'on appelle des cultes de possession. Des cultes parce qu'il s'agit d'une initiation en même temps que d'une thérapie. Il s'agit, sous diverses formes, d'un cérémonial qui va viser à produire chez le sujet possédé un état de transe, lors duquel l'esprit pourra prendre la parole.
Après avoir associé *palabre* et *parole vide*, nos habitudes conceptuelles pousseraient à considérer cet état second, qu'est l'état de transe, comme ce qui donne la parole à l'Autre. Réalisation de la division subjective permettant à l'Autre du langage qui nous possède tous, de se manifester plus clairement.
A l'inconscient de dire sa vérité ce qui peut aussi se produire dans l'hypnose.

Quand on assiste à une telle cérémonie, on vit et entend, on voit un sujet dire en public, parfois avec une autre voix que la sienne, des mots qui constituent pour tous une parole essentielle, une parole vraie. On ne peut s'empêcher de penser à la phrase de Lacan *"Moi, la Vérité, je parle"* (18).
Mais de quelle Vérité s'agit-il là ?
On apprend d'abord, le nom du génie qui possède le sujet. La première opération dans cette prise de parole est celle de la nomination. L'esprit lui-même se nomme.
Les Ortigues évoquent la fonction métaphorique

18 - les Ecrits "La Chose Freudienne" p 409

de cette nomination. Quand ils ont pu recevoir en thérapie des patients, qui parallèlement, se soumettaient aux cérémonies du *N'Doëp* (culte de possession en pays Lebou au Sénégal), ils ont repéré que le nom de l'ancêtre ou du génie, ainsi prononcé, était utilisé pour marquer la position du père.

19 -Oedipe Africain p136

Ils citent l'exemple(19) d'un jeune adolescent nommé Talla, appartenant à un milieu islamisé où, le culte des *rabs,* des esprits était négligé. Dans les cultes de possession, l'esprit, après s'être nommé, va dire quelles sont les fautes du sujet à son égard. Fautes qui sont considérées comme cause des symptômes ou des malheurs dont pâtit le malade.

On peut aussi parler de vérité subjective puisque c'est de la culpabilité du sujet, par la bouche duquel sort la vérité, dont il est question.

Ce qui se passe par la suite nous paraît différent. Il y a les cas, comme dans le *N'Doëp,* où le *rab* va donner des directives quant aux honneurs qu'il faut lui rendre pour que guérisse la maladie.

Le clivage du sujet va pouvoir ainsi cesser par un rituel qui extériorise le *rab* et le sépare du possédé.

Ce n'est pas un exorcisme, puisqu'il s'ensuit une intégration du *rab* à la vie du sujet réconcilié avec lui et qui l'honore, selon les indications données, comme un *intime.*

Il y a les cas où l'esprit délivre un message pour la communauté.

Dans le film de Jean Rouch *"Yennendi de Ganga"*, Dongo, le dieu du tonnerre, va négocier les dons qu'il faut lui faire pour apaiser un courroux provoqué par la rupture d'un interdit (en l'occurence une imposture car un faux dieu s'est manifesté).

Il y a les nombreux cas où la personne possédée est devenue un guérisseur.
François Laplantine dans son livre *"Maladie mentale et thérapie traditionnelle en Afrique Noire"* nous parle du *Komyen*, guérisseur en pays Baoulé, qui, monté par son génie, devient clairvoyant. Le génie parlant par sa bouche, répond aux questions posées fournissant ainsi au consultant un diagnostic (diagnostic individuel ou social quand une faute individuelle ou collective est ainsi révélée: par exemple des jeunes qui ont eu des relations sexuelles en brousse, sont à l'origine de l'absence de pluie dans un village ou ses environs. Ces paroles adressées à la communauté ne parlent plus du sujet lui-même, qui prête sa bouche aux dieux. Elle sont des rappels de la Loi. Il ne s'agit plus à proprement parler de Vérité.
Daouda Seck, guérisseur Lébou, de Bargny près de Dakar, ne nous a pas parlé de vérité pour rendre compte de ce qui se passe dans un *N'Doëp*.
Il nous a parlé de l'accession à un savoir, comparant l'effet obtenu par le rituel de possession au succès qu'obtiendrait un étudiant préparant scrupuleusement ses examens. Il avait jadis confié aux époux Ortigues à propos de ce que dit le *rab* pendant la transe *"ce qu'on veut savoir, il le dit clairement : c'est ça, ça, ça....."*. Daouda livre là une confidence rare puisqu'il décrit une transe éprouvée par lui-même.

Voici comment s'était manifesté naguère son *rab*, *"d'abord on le sent dans son propre corps, le corps est pris de frissons, est glacé jusqu'au coeur.*
On voit une espèce d'ombre, jamais une personne, comme si c'était l'ombre de soi-même qui serait à quelque distance de nous et s'exprimait en termes compréhensibles. Quand il vous parle, vous croyez entendre une voix que vous connaissez sans pouvoir

l'identifier formellement. Ce qu'on veut savoir, il le dit
20- *ibid p133* *clairement. C'est ça, ça, ça..."*.(20)
Les auteurs se demandent s'il ne s'agit pas là "*de l'identification symbolique de la voix du désir : c'est ça, ça, ça... ?*".

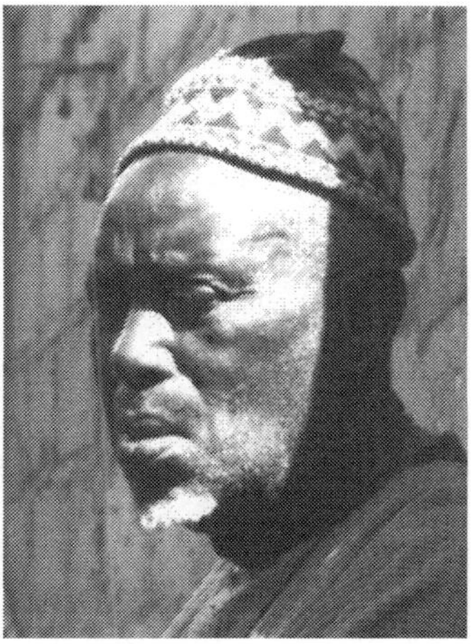

Quoi qu'il en soit, Daouda Seck affirme, à l'époque de ses confidences, un désir de savoir qu'il n'a cessé de manifester tout au long de sa vie, en dehors de toute transe. Nous l'avons vu à l'oeuvre. C'est ce désir qu'il met au service des patients qui viennent lui demander de l'aide.
Il ne s'agit pas d'un phénomène imaginaire qui livrerait le sujet à la jouissance.
Pour conclure, nous rappellerons que dans les cultures africaines, la parole donne toute son importance à la fonction du semblant, à sa place dans l'ordre social. C'est de ce côté qu'on peut situer la *Palabre.*
La parole qui échappe au sujet, celle qui manifeste la vérité de l'aliénation subjective est appelée à surgir par le biais de la possession. Mais le moment de parler est aussi le moment qui prélude à la conclusion du phénomène de possesion. Nous rappellerons là, pour les livrer à la réflexion, les quatre termes qui nous ont paru rendre compte de cette parole-là.

La Vérité, le Savoir, la Loi et le Désir.

Le Phenomène de Possession,

en Europe et en Afrique.

C.Vereecken.

Ce ne sont que quelques réflexions sur les destinées divergentes qu'on donne en Afrique, dans l'Afrique traditionnelle et en Europe, dans l'Europe historique, à ce phénomène que nous appelons "*un symptôme hystérique*".

A voir les choses en gros, il apparaît que les pratiques européennes, depuis le Moyen-Age, au moins visent à supprimer ou à dissoudre ce symptôme et que les pratiques largement répandues sous le nom de cultes de possession visent plutôt à le répéter; ou du moins à modeler cultuellement, et culturellement, une répétition sauvage. Cette opposition est cependant en partie fallacieuse parce que les cultes de possession ne sont pas du tout étrangers à l'histoire européenne.

La Grèce antique en a vu fleurir un bon nombre. Et même, il a subsisté, jusqu'à nos jours, en Italie du Sud, en Calabre, un culte de possession européen appelé *tarentisme,* manifestement issu d'une synthèse de traditions grecques avec le christianisme.

Ce phénomène des cultes de possession grecs est tellement impressionnant que d'aucuns y voient même l'origine des cultes africains.

La question se transforme donc de la façon suivante: comment en Europe en est-on venu à abandonner ces pratiques ? Et ceci peut-il nous indiquer quelque chose quant à l'Afrique ?

Vous savez que la culture européenne a deux origines: la civilisation gréco-latine et la culture hébraïque. Elle se sont fondues, non sans poser de très nombreux problèmes, dans les pratiques religieuses chrétiennes.
La religion hébraïque se définit, non seulement du fameux monothéisme, un terme d'ailleurs inadéquat, mais encore du rejet de ce qu'on appelle idôlatrie. Il s'agit de quelque chose de très précis sur lequel je reviendrai.
Le christianisme a repris ce rejet à son compte mais d'une manière assez simpliste en définitive. Ont été rangées dans l'idôlatrie toutes les pratiques religieuses et culturelles qui n'étaient pas celles du christianisme, et même dans une certaine mesure, sous prétexte du passage du règne de la loi à celui de l'amour de certaines pratiques hébraïques, ce qui est un comble.
Il est clair que de ce point de vue, le continent africain devait apparaîte comme le lieu même de la pire idôlatrie, et c'est bien comme çà que les missionnaires, catholiques comme protestants, ont appréhendé les choses quand ils ne prenaient pas le parti d'imaginer un monothéisme africain. Il s'agit d'un grave malentendu.

On pourrait donc croire que les pratiques de possession ont été combattues en Europe comme idôlatres.
Ce n'est pas tout-à-fait juste. A l'intérieur de la culture grecque elle-même, quelque chose s'est opposé, bien avant l'apparition du christianisme à ces pratiques de possession.
Ce quelque chose, c'est la médecine, ou plus

exactement le discours médical. Cette nouvelle médecine en tous cas que l'on appelle hippoccratique.

Dans son essence, cette médecine hippocratique est une tentative, d'ailleurs honorable par certains côtés, une tentative d'arracher les pratiques curatives au règne du sacré, et de les fonder en science. C'est-à-dire, selon les coordonnées de l'époque, en philosophie, ou si l'on veut, en raison.

Il y a là une excellente intention, mais un peu prématurée, car la médecine n'a pu devenir scien-tifique, c'est-à-dire utiliser des outils fournis par le développement de la science, que plus de vingt-cinq siècles après Hippocrate.

Mais la médecine s'est toujours imaginée scientifique.

De surcroît, en identifiant la science avec "la raison", concept plutôt vague, la médecine a exclu tout ce qui relève de la déraison, à commencer par le désir.

Le discours médical occidental se définit, toujours aujourd'hui, d'exclure le désir. Ce ne serait après tout gênant que pour le médecin si ce désir n'était intimement lié à certains types de pathologies dont le médecin prétend mieux s'occuper que le mage.

La raison, ce n'est pas la foi, et la pensée occidentale a été dominée par la difficile coexistence des deux, marquée de toutes sortes d'impasses mais ce n'est pas là notre problème.

Ce que je veux vous faire remarquer, c'est que ce qui a exclu les cultes de possession de la pratique occidentale, ce n'est pas la foi mais bien la raison.

D'ailleurs, si l'on se tourne vers les pratiques hébraïques, on ne trouve pas à proprement parler de cultes de possession, mais quelque chose de très voisin. La pratique de la prophétie en groupe, en état de transe comme en Afrique, se trouve même être une des sources de ce qui est une des gloires d'Israël, le discours des grands prophètes individuels.

Nous abordons là un thème crucial, celui de la parole.
Le Dieu d'Abraham, d'Isaac et de Jacob, le Dieu unique, ce Dieu parle et se manifeste par des paroles. Il parle, mais ça ne veut pas dire qu'il ait une bouche. Il peut en avoir des milliers. Autrement dit, le fameux monothéisme, son aspect en tous cas le plus important pour un psychanalyste, est ceci: à toutes les paroles qui relèvent du sacré, on attribue un sujet unique, qui est ce que nous appelons Dieu, mais qu'on ne nomme pas d'un nom unique en hébreu.
Ce sujet unique, c'est un sujet particulier, dégagé par la linguistique, soit ce que nous appelons un sujet d'énonciation.
C'est ce qui explique que Dieu peut bien parler par la bouche de qui il lui plaît sans cesser d'être unique. Mieux, sa parole peut bien venir posséder un mortel, ce qu'on appelle un ange, ce n'est rien d'autre qu'une parole divine: c'est un *"envoyé"* c'est-à-dire un message.
Vous voyez donc que dans le cadre de cette religion dite monothéiste, il existe une place pour la possession.
Avec un accent spécialement mis sur ceci qui doit nous retenir: "ce qui possède ce sont des paroles, c'est un discours".
Mais ces paroles même ne sont pas directement accessibles aux mortels, leur sens en tout cas ne leur est pas directement accessible, il doit être interprété.
Si nous ne sommes certes pas en Afrique, nous en sommes beaucoup moins loin, que ce que la visée chrétienne pourrait nous le faire croire.

Il y a en tous cas ce point commun: "la valeur reconnue à la parole", que le christianisme, comme la raison ont dévalué pour des *"raisons,"* du reste, en partie contradictoires.

Qu'est-ce que la psychanalyse, ce qu'on a appelé la révolution freudienne, a déplacé dans ce contexte ?
Il y a un grand paradoxe, très fécond, de la pensée psychanalytique. Elle se fonde sans aucun doute de la science ,de la science, et pas de la raison. Mais elle s'occupe foncièrement de ce que le discours scientifique rejette, et aussi bien de ce que la médecine a refusé depuis toujours.
Et ainsi elle se présente comme un retour qui n'est pas pour autant un *"revival"*, une tentative de résurrection, puisqu'elle prétend, avec plus ou moins de succès, donner un autre sens, un sens nouveau,voire un mythe.

Les analogies qui existent entre la pratique psychanalytique et les pratiques traditionnelles africaines ont été maintes fois soulignées, et ce n'est pas sans émerveillement que nous le constatons toujours à nouveau, chaque fois que nous allons en Afrique.
Cette analogie a, du reste, été abondamment soulignée, parfois avec ironie, par les anthropologues, ethnologues et sociologues de tout poil. Mais bien sûr il s'agit d'une analogie, et pas d'une identité.

Prenons les choses par un autre biais encore.
Les analogies entre la psychanalyse et les pratiques traditionnelles sont tellement manifestes que le vrai problème serait plutôt d'en saisir la différence.
C'est ici que le sociologue, le sociologue moyen en tout cas, a une idée, fondée si on peut dire de

son nom même de sociologue. Il nous signale aimablement que la crise d'hystérie est un phénomène individuel, et la transe un phénomène social. Il ne saurait y avoir donc quoi que ce soit de commun entre les deux, et la qualification infâmante de pathologique doit être réservée en tous cas à cette sphère individuelle dont il ne s'occupe pas. C'est un peu court mais cela recèle une vérité. Le discours de la crise d'hystérie n'est pas le même que celui de la possession.

Tout l'art de la possession consiste d'ailleurs à transformer comme on sait le discours spontané, sauvage du sujet malade, en discours d'initié, tâche longue et difficile. Certes le discours initial est individuel et le discours final socialisé.

Le but du psychanalyste est tout aussi bien d'opérer une transformation du discours initial qui est de nature hystérique (s'il est obsessionnel on l'hystérise) et le discours final est peut-être moins spectaculairement socialisé, mais il l'est cependant. La différence git dans la nature de ces deux types de discours finaux.

Le psychanalyste vise à produire ce type de discours que J.Lacan a appelé, *"le discours du psychanalyste"*.

La possession appartient à un autre type qu'il appelle *"le discours du maître"*, sans que ce soit nécessairement péjoratif. Il se trouve que le discours du psychanalyste et celui du maître sont exactement inverses l'un de l'autre, ce qui explique à la fois l'analogie et la différence (inverse ne veut pas nécessairement dire opposé).

Lacan distingue quatre discours qu'il appelle: "discours de l'hystérique", "du maître", de "l'universitaire" et "du psychanalyste".

Sans entrer dans les détails, on peut caractériser

ces discours par ce qui est mis par eux en position d'agent.
L'hystérique se met en avant comme sujet divisé, clivé, il met en avant essentiellement une souffrance névrotique. Comme telle la souffrance est en effet hautement individuelle et pas socialisable. Ce qui n'empêche que le discours hystérique fasse lien social, il fait lien social d'une manière particulière, le symptôme hystérique est contagieux, et il provoque ce qu'on a appelé des épidémies psychiques.

D'un certain côté, le culte de possession tire parti de cette caractéristique qui rend compte de son aspect collectif, groupal.

Le maître, lui, met en avant ce que Lacan appelle des "*signifiants maîtres*", c'est-à-dire des maîtres-mots, des mots importants.
Le culte de possession utilise sans aucun doute ces maîtres-mots : ce sont justement les noms des dieux ou des génies. Le psychanalyste lui aussi produit de tels maîtres-mots: seulement il attend cette production du discours de son patient.
Ce qui implique qu'il occupe une place étrange, voilée, incongrue, que le discours psychanalytique a isolé comme étant celle de l'objet. Bien sûr, cette dimension existe aussi dans les autres discours, sous forme justement d'objets proprement dits.

Si vous voulez, c'est comme si le psychanalyste occupait la place, non de l'officiant, mais de la statue du dieu. En position de semblant cet objet se trouve extrait de la sphère sacrée.
Il recueille les paroles que le sujet adresse en son for-intérieur à quelque dieu devenu obscur du fait qu'on ne lui adresse plus de paroles publiques. C'est cet objet que le psychanalyste

met en avant. Vous ne vous étonnerez donc pas du goût que tels d'entre nous manifestent pour l'art statuaire africain.

Quant à l'universitaire, ce qu'il met en avant, c'est le savoir; ce qui ne vous étonnera guère.

Ce savoir, nous ne le négligerons pas non plus, mais encore c'est à notre analysant que nous l'attribuons, plus exactement à son inconscient. Ce qui fait problème, notamment dans les sociétés de psychanalystes, c'est la socialisation de ce savoir en effet strictement individuel au départ. Mais le psychanalyste, en poussant à dire, va pourtant dans le sens de la socialisation de ce savoir.
Même si ça se manifeste plutôt comme cacophonie, le charivari appartient pourtant à la dimension sociale, ce qui n'est pas le cas du silence.

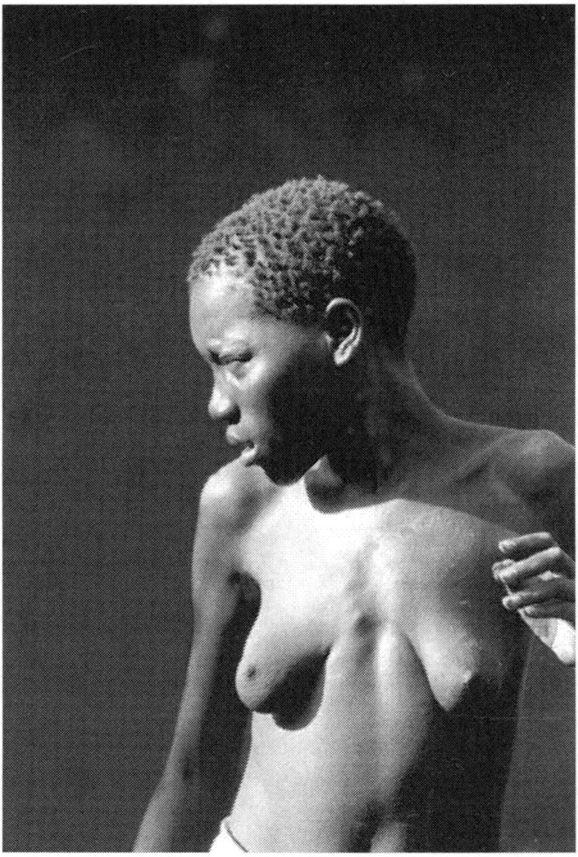

"Un symptôme hystérique"
en Europe.
Une transse en Afrique?

De la Possession,

Chez Michel Leiris, Chez Antonin Artaud.[1]

C. Duprat

Au retour de la mission Dakar-Djibouti, dirigée par Marcel Griaule, expédition ethnographique à laquelle il avait participé, Michel Leiris publia dès 1934 une série de travaux sur la croyance aux génies " *zâr* " en Ethiopie du Nord et sur les différentes manifestations de possession qui s'y réfèrent. En 1958, Leiris fit publier chez Plon une étude remarquable intitulée *"La possession et ses aspects théâtraux chez les Ethiopiens de Gondar"*.

Elle sera rééditée en 1989 chez *"Fata Morgana"*, avec l'article de 1938 sur la croyance aux *"zâr"*. C'est à partir des textes de cette réédition que nous dégagerons un certain nombre de points.

Les *"zâr"* sont en grand nombre, mâles ou femelles, ces derniers étant considérés comme les plus mauvais. Leur origine est humaine. On leur attribue la plupart des maladies dont le mode d'action le plus courant est la possession. Ils sont invisibles, constituant une société hiérarchisée en tous points semblable à celle des hommes. Certains *"zâr"* assimilés à des génies protecteurs se transmettent pendant sept générations, le plus souvent de mère en fille. Tout le monde a affaire aux *"zâr"*, même ceux chez qui ils ne se sont pas manifestés. Les maladies, les accidents, les évènements malheureux sont généralement rapportés

(1) -De la possession et ses aspects théâtraux chez les Ethiopiens de Gondar, au délire de possession qui s'empara d'Artaud lors de son internement à Rodez.

à la colère du *"zâr"* qui est la cause du mal.
La première faute que les êtres humains puissent commettre contre les *"zâr"* c'est de les mépriser, soit en les traitant avec insolence, soit en négligeant de les honorer par un culte approprié. Chaque *"zâr"* impose des interdits, leur transgression, même involontaire, a pour les humains de fâcheuses conséquences. L'idée de faire la paix avec le *"zâr"*, de réparer la faute commise, d'obtenir leur pardon est à la base du traitement appliqué par le guérisseur ou la guérisseuse.
La plupart des personnes s'adressant au guérisseur ne présentent pas les signes classiques de la possession. Elles ne sont pas sujettes à un mal, à un tourment consistant en des crises plus ou moins violentes durant lesquelles chacune se conduirait comme si elle était habitée par une personnalité étrangère.
René Girard dans *"La violence et le sacré"*, livre publié en 1972 chez Grasset, décrit la possession dans les termes suivants :*"Le sujet se sent pénétré, envahi au plus intime de son être, par une créature surnaturelle qui l'assiège également en dehors."*
Le possédé assiste, horrifié, à un double assaut dont il est la victime impuissante. Aucune défense n'est possible contre un adversaire qui se moque des barrières entre le dedans et le dehors, dont l'ubiquité permet au dieu, à l'esprit ou au démon d'investir les âmes comme il lui plait. Les phénomènes dits de possession ne sont qu'une interprétation particulière du double monstrueux. Il ne faut pas s'étonner si l'expérience de la possession se présente fréquemment comme une mimésis hystérique. Le sujet paraît obéir à une force venue du dehors ; il a les mouvements mécaniques d'une marionnette. Un rôle se joue en lui, celui du dieu, du monstre, de l'autre qui est en train de l'envahir. Le possédé mugit comme Dyonisos, le taureau, ou fait mine, lion,

de dévorer les hommes à sa portée. Il peut même incarner des objets inanimés. Il est à la fois un et plusieurs. Il vit ou revit la transe hystérique qui précède immédiatement l'expulsion collective, le brouillage vertigineux de toute différence. Comme tout ce qui touche à l'expérience religieuse primordiale, la possession peut acquérir un caractère rituel. Il y a des cultes où la possession passe pour bénéfique, d'autres où elle passe pour maléfique.

La majorité des personnes qui consultent le guérisseur sont des gens atteints d'une maladie, victimes d'un accident, d'un échec amoureux, sexuel ou, prosaïquement d'un problème financier ou professionnel.

Les crises de possession ne constituent pas l'origine de la plainte, de la demande, elles ne surgissent qu'après l'intervention du guérisseur.

Les éléments principaux du traitement mis en œuvre sont : l'interrogatoire, la transe qui en est le moyen, le sacrifice.

Le guérisseur s'efforce de faire descendre le "*zâr*" en cause, d' obtenir qu'il livre son nom. Il amène le malade à faire le "*gurri*", ce mouvement caractéristique de la transe signalant que le "*zâr*" est descendu de sa monture, qu'il fait s'agiter son cheval. L'expression de la transe prend des formes très différentes, selon le groupe auquel appartient le "*zâr*".

On peut distinguer deux types classiques : le tournoiement de la tête et du buste dans un plan vertical et un mouvement pendulaire d'arrière en avant propre au "*zâr*", considérés comme venus de la tradition religieuse de l'Islam. Pendant le "*gurri*" le sujet est inconscient. Il y a lieu de différencier le "*gurri de pardon*" qui est un soulagement, voire un plaisir, et le "*gurri du bâton*" faisant souffrir et venant d'un "*zâr*" hostile.

Quand le "*zâr*" veut bien se nommer, par exemple en parlant par la bouche du patient, le *"gurri"* s'accompagne d'une sorte de rugissement. Lorsque la personne est une femme, il est souvent dit que le *"gurri"* équivaut à un accouplement entre le *"zâr"* et la possédée. Ainsi pour une femme, coucher seule l'expose à ce qu'un *"zâr"* vienne la visiter comme un incube. De façon générale, le possédé est considéré comme le cheval du *"zâr"* possesseur. Chez les Grecs anciens, on trouve une conception analogue dans les cultes de Pan, d'Hécate, de la Grande Mère et de Dyonisos. L'interrogatoire s'avère souvent une opération délicate car un *"zâr"* agit toujours conjointement avec d'autres *"zâr"*.

Le sacrifice se présente comme un rituel dont on peut distinguer deux espèces principales : le *"dangarâ"* et le *"dergâ"*. La première consiste en la mise à mort d'un animal avec lequel on a massé le malade, puis l'abandon du cadavre dans une rivière ou un fourré. Il s'agit d'expulser les mauvais esprits hors du patient et de les laisser envahir la première personne qui passera à proximité du cadavre. L'animal est égorgé, le *"zâr"* étant censé boire le sang et consommer la chair par l'intermédiaire de la personne possédée. Le guérisseur exige du *"zâr"* un serment : qu'il laisse en paix la malade et ne revienne plus qu'à dates fixes où un sacrifice lui sera offert. Lui même est un ancien possédé et parfois le *"zâr"* peut l'habiter en permanence.
Michel Leiris note que, dans la vie publique éthiopienne de l'époque, la possession par le *"zâr"* avait une dimension très spectaculaire, était prétexte à des danses et à des chants. L'existence d'un rituel ayant des formes conventionnelles, faisant intervenir des figures imaginaires typiques, utilisant des parures, des accessoires spéciaux marquant, comme pourrait le faire un

masque, l'effacement du sujet derrière l'entité dont il a à jouer le rôle, donnent aux possessions un caractère théâtral.
L'importance de la convention, de l'artifice, de la *"comédie"* peut légitimement évoquer le cadre artistique du théâtre. La possession donne l'occasion aux possédés d'acquérir des bijoux, de se parer et de se déguiser. Un homme possédé par un *"zâr"* femelle peut parler comme une femme; se livrer à des travaux féminins. Les personnes physiquement les plus belles semblent fréquemment affectées par la possession.
Historiquement l'apparition dans la Grèce ancienne de genres théâtraux comme le dithyrambe et le drame satyrique apparaît liée au culte de Dyonisos où la possession occupe une place très importante.

***

Né en 1896 et mort en 1948, Antonin Artaud fut l'un des grands écrivains français de ce siècle. En 1924, il adhéra au mouvement surréaliste et il rencontra à cette occasion Michel Leiris.
A partir de septembre 1926, Artaud prépara avec Aron et Vitrac la création du "Théâtre Alfred Jarry". En 1934, il assista à un spectacle de danses balinaises qui le bouleversa. Deux ans plus tard il travailla à la fondation du *"Théâtre de la Cruauté"*.
En Avril 1934, Antonin Artaud publia *"Héliogabale ou l'Anarchiste couronné"*, livre sulfureux déployant la sombre légende d'un prince syrien de l'Antiquité devenu à cinq ans prêtre du soleil. Pour préparer cet ouvrage il étudia un impressionnant nombre de textes érudits sur les religions, les rites et les sciences occultes.
La même année, il mit la dernière main à un texte intitulé *"Le théâtre et la peste"*.
Le 10 janvier 1936, l'écrivain embarqua à Anvers

pour le Mexique.
Il écrivit le 25 à Paulhan pour lui annoncer qu'il réfléchissait à la rédaction d'un recueil ayant pour titre *"Le théâtre et son double"*. Le 30, lors d'une escale à la Havane, il reçut d'un sorcier cubain une petite épée à laquelle il attachera une grande valeur. Depuis 1933, date où il avait écrit une pièce intitulée *"La conquête du Mexique"*, il se passionnait pour les croyances et les rites de l'Amérique latine. Trois ans après, l'homme de lettres entreprit un voyage initiatique au pays des Aztèques. Il resta neuf mois au Mexique.
Le temps crucial de ce séjour fut son expédition dans la sierra. Il passa vingt huit jours chez les indiens Tarahumaras où il s'initia au rite du peyotl.
Dans sa recherche théorique sur le théâtre, le dramaturge avait été conduit à élaborer la doctrine d'un théâtre nouveau. Désormais, annonçait-il, la littérature, la parole écrite, le dialogue, la psychologie ne devraient plus être au premier plan. Il voulait promouvoir *"un théâtre qui produise des transes comme les danses des Derviches et des Aïssaouas"*, et il préconisait de recourir *"aux mêmes moyens que les musiques de guérison de certaines peuplades que nous admirons dans les disques mais que nous sommes incapables de faire naître parmi nous"*. Ce théâtre devait avoir la solennité d'un rite sacré, l'aspect transcendantal des mystères orphiques. La mise en scène avait une importance capitale, le cri, le geste, le souffle, la voix, le mouvement y tenaient une fonction essentielle.
Arrivé au Mexique, Antonin Artaud déclara qu'il était venu chercher une nouvelle idée de l'homme.
Il dénonçait la faillite de la culture rationaliste de l'Europe. Au savoir de la science il disait préférer la *"connaissance"*, l'ésotérisme. La société moderne aurait, selon lui, *"oublié les vertus thérapeutiques*

du théâtre alors qu'au Mexique abondent les musiques et danses de guérison". Dans *"La montagne des signes"*, texte paru en espagnol le 16 Octobre 1936, Artaud fit le récit de son initiation par les Tarahumaras qui cultivaient le peyotl et pratiquaient des rites solaires. On peut y lire l'émergence au grand jour de *"phénomènes élémentaires"*(2). Les hallucinations visuelles, les mécanismes interprétatifs, l'accent de certitude marquant ses spéculations leur donnent un caractère délirant.

2-Eléments langagiers significatifs de la psychose selon les travaux de J.Lacan. Voir le "Séminaire, les psychoses", Paris Le Seuil.

Avant son départ pour le Mexique, Antonin Artaud s'était intéressé à l'Astrologie et à la pratique divinatoire des Tarots. Il publia en juillet 1937 un livre intitulé *"Nouvelles Révélations de l'Être"*, centré sur ces sciences occultes, qui paraît sans nom d'auteur mais signé *"Le Révélé"*. La décompensation psychotique se confirmait. En août 1937 l'écrivain partit pour l'Irlande. C'était un second voyage à visée initiatique. Artaud voulait découvrir la civilisation ancienne des Celtes, les secrets des Druides. Il souhaitait remettre aux irlandais initiés une étrange canne dont on venait de lui faire cadeau. Il était sûr qu'elle avait appartenu à Saint Patrick, patron de l'Irlande. Là-bas son comportement s'avéra si pathologique qu'il dut être rapatrié d'urgence en France. Dès son arrivée au Havre le 30 septembre il fut interné d'office. Artaud avait alors quarante et un ans.

Pendant neuf ans, de septembre 1937 à mai 1946, le dramaturge resta interné. En février 1943 il fut transféré à l'asile psychiatrique de Rodez où le docteur Ferdière, un ami de Desnos, l'accueillit.

La publication par Gallimard des lettres et des cahiers écrits par Artaud à Rodez a permis au lecteur de suivre l'évolution du délire du patient et de reconnaître les éléments typiques d'un délire de possession.

Le poète se croit victime de manœuvres visant à

l'empoisonner et à l'envoûter. Il se sent en proie à *"l'envoûtement occulte des démons"*. Dans une lettre du 19 juillet 1943 adressée au docteur La Trémolière et signée Antonin Nalpas il écrit *"Le monde a toujours été partagé en deux classes : celle des envoûteurs et celle des envoûtés. Les asiles d'aliénés sont pleins de démons. Pour moi tous les hallucinés et tous les délirants perçoivent en réalité ce qu'une médecine, ici envoûtée et ailleurs envoûteuse, de l'Antéchrist, leur reproche de s'imaginer voir. Il n'y a pas de crise d'épilepsie qui ne soit provoquée par la projection en corps fluidique d'un démon que l'on voit entrer dans le malade qui, à ce moment là se comporte comme un possédé"*.

Après une phase marquée par l'adhésion à la foi catholique, Artaud traverse une crise où il se sent possédé par Dieu, vampirisé par une volonté divine méchante qui vole son âme et sa pensée. Dieu le dévore de l'intérieur, le viole. Le poète subit un supplice, Dieu le crucifie, le torture, lui prend la vie, l'assassine.

Dans son délire Artaud met en scène un Autre jouisseur, un être suprême en méchanceté. Il est envahi par une jouissance non symbolisable, non limitée par la castration, qui fait retour au lieu du corps et se manifeste sous la forme d'une extrême souffrance vécue comme corporelle.

***

BIBLIOGRAPHIE

Antonin Artaud, Œuvres complètes, tomes I à XXIV, Paris, Gallimard; en particulier les tomes VIII, IX, X, XI et XV à XXII, Nouveaux écrits de Rodez, Paris, Gallimard.

Christian Baugey, *"Le Seigneur de la nuit"*, Ailleurs N° 5, déc 1964.

M. Benzi, *"Les derniers adorateurs du peyotl"* Gallimard, 1972

Dr A. Bonneton, *"Le naufrage prophétique d'A. Artaud"*, Lefebvre, Paris, 1961.

Dr Bugard, *"Le comédien et son double"*, Stock, 1970.

Raymonde Carasco, *"Fragment d'un journal au pays des Tarahumaras"*, Sorcières N° 19, Stock, 1970.

Carlos Castaneda, *"L'herbe du diable et la petite fumée"*, 10/18, Christian Bourgeois.

Abdelhafid Chlyeh *"Les Gnaoua du Maroc"* Itinéraires initiatiques, transe et possession, La pensée sauvage Editions, 1999.

Dr A. Collomp, *"A. Artaud : de la maladie à l'œuvre"* Faculté de médecine, Tours, 1969.

Claude Duprat, *"A. Artaud : écriture et jouissance, sublimation ou symptôme ?"* Colloque de Bonneval 1988, GRAPP, 1990, diffusion Navarin, Seuil.

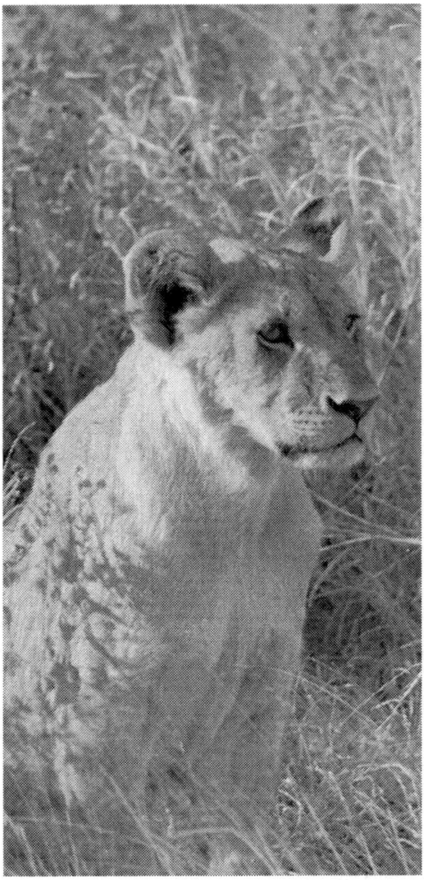

Le "Zakunwa", le"Gadauga"
sont le lion et le fort, pour la
confrérie Haoussa du "Bori"
pour qui
"Tel cheval tel Zâr"

M.Leiris-La possession, Ed. Fata Morgana, p 47 (7).

Des Sujets d'Exception.

Pascal Pernot

Les traditions africaines portent un intérêt tout particulier au rapport que l'enfant entretient avec le sein maternel. Cette acuité est sans doute partiellement due aux habitudes d'allaitement de l'enfant jusqu'à un âge qui en occident semblerait tardif, un, deux voir trois ans. La coupure du sevrage a le plus souvent pour cause une nouvelle grossesse de la mère.

Ses effets sont repérés avec finesse. Au versants subjectifs qui peuvent inclure une réaction d'anorexie se mêlent parfois des effets biologiques de la malnutrition.

Ce dont je souhaite vous parler à propos de l'abord africain du sein comme objet psychique vise trois points.

A partir d'un article récent sur la question, dû à des psychiatres africains, je rappelerai en premier lieu les conditions pour que cet abord soit situable dans le discours analytique.
Ensuite je rappellerai quelques unes de ses coordonnées dans les traditions africaines.
Enfin j'éssayerai de montrer ce que nous enseigne un cas de psychose à la fois sur ce qu'on pourrait

appeler une frustration dans le réel et sur la manière dont l'exception d'un symptôme suffit à resituer les effets du sevrage dans le cadre de la clinique des structures, psychose ou névrose et à ruiner en la matière toute velléité de constitution d'un syndrome fixé, à l'étiologie culturelle.

L'article d'Amani et Delafosse procède d'une double approche. La première est pédopsychiatrique. C'est la considération dans ses incidenses psychiques du syndrome de malnutrition protéino-calorique appelé "*Kwashiorko*r".

La seconde ajoute des interprétations causales psychologiques reposant sur les travaux de l'Ego Psychology et du cognitiviste mélangés.

Les auteurs de cet article cherchent à donner un sens selon leurs termes "dynamique psycho-adaptatif" au syndrome en question. Sur ce point leur démarche relève d'une perspective différente de la nôtre.

Il est interessant d'ouvrir avec eux un dialogue critique, permettant de préciser les différences d'orientation de nos deux champs.

Le discours analytique part du *reste* impossible à signifiantiser, il part de ce qui se met en travers de la route du sujet, de ce qui fait que, sujet de la castration, l'être parlant ne peut pas, dans le langage, résorber la question du sexe et de la jouissance.

Pour reprendre les termes de Lacan dans « *Radiophonie* », c'est à la question de ce *reste* et de cet impossible que le discours de la psychanalyse soumet le passage du sujet à la production du *signifiant Maître* qui l'a fait naître[(1)]. Autrement dit, la cause est toujours en creux et ce creux est singulier, exceptionnel à chaque sujet.

La démarche d'Amani et Delafosse procède, elle, du discours universitaire, tel que J.Lacan le définit toujours dans "*Radiophonie*". Le discours

1-*Cf. Lacan "Radiophonie", Silicet 2/3 Paris Seuil 1970 p.98*

universitaire produit un sujet divisé et dans la béance de cette division, il suppose un auteur au savoir qui serait agent de cette division.
Les auteurs de ce savoir sont dans l'article d'Amani et Delafosse les post freudiens de *l'Ego psychology* et les signifiants maîtres de chacun de leurs textes sont mis en place d'autant de vérités qu'il y a d'options différentes au sein de l'IPA.
Il y a ainsi la référence abrahamienne et kleinienne qui, lorsqu'elle est interrogée, donnerait lieu telle réponse, à telle vérité sur le Kwashiorkor. Mais d'autres références peuvent induire d'autres vérités. Il y a la référence à Bowlby, celle à Spitz, celle à Widlocher, celle au cognitiviste Steptoe. Mais il y a encore les références ethnographiques, faites à Collomb, à Dubois, ou enfin à Brazelton sur une population d'enfants guatémaltèques.
Cette dernière série d'auteurs délivrerait-elle des "vérités plus vraies" que les précédentes du fait qu'elle apporte des données sociologiques propres aux pays d'Afrique et d'Amérique centrale ?
Il faut souligner sur ce point précis l'a priori qui préside à cette dernière pensée: le sujet ne serait donc pas le même partout, il dépendrait des données culturelles particulières de son lieu de résidence. C'est à dire que nous n'avons plus affaire au sujet de l'inconscient assujetti au fait qu'il est parlant et que le sexe est excédentaire à la parole. Le sujet de la structure est oublié au profit de l'individu produit par les conditions sociologiques. Nous retrouvons là les vieux démons trop connus de l'ethnopsychiatrie.
A chaque société son impasse subjective que la psychologie du moi, la psychologie de l'Ego fort et adaptatif viendrait interférer et résoudre. Vieux démons, sans doute bien connus, mais toujours aussi vivaces, toujours aussi répandus.
Le mode selon lequel est utilisé ce particularisme

ethnopsychiatrique situe cet article dans une antinomie par rapport au discours analytique, la notion même de sujet de l'inconscient est gommée, remplacée par celle d'individu social dont la multiplication permet des études statistiques.
Par le jeu des permutations des quatre termes (le signifiant maître S^1, le sujet *S* qui y est aliéné, le savoir S^2 et le reste, impossible à formuler l'objet *a*), le discours universitaire et le discours analytique sont en position inverse.
L'inverse n'est pas contradictoire; les inverses sont des modes différents de considération sur la structure en jeu, sur le réel.
Avec l'ethnopsychiatrie, nous glissons de l'inverse au contradictoire. Gommer le sujet de l'inconscient au profit de l'individu de la sociologie est évidemment contradictoire à tout mode de discours sur le sujet.
La lecture de cet article doit nous être précieuse.
Elle nous rappelle justement que nous avons à prendre position pour faire valoir comment la clinique orientée par la psychanalyse implique une autre pratique que celle inféodée au sens, avec lequel psychologie du moi ou psychologie de l'individu cherche à colmater l'aventure du sujet de l'inconscient aux prises avec sa béance constitutive.
Freud a montré au contraire que cette aventure est une confrontation au hors sens de la jouissance.

LE KWASHIORKOR.

Qu'est-ce que le Kwashiorkor ? Pour la pédiarie, il s'agit d'un tableau de malnutrition protéino-calorique atteignant les enfants entre 18 mois et deux ans. Il a été décrit pour la première fois en 1933 par Cecilly Williams. Il est lié à une pathologie du foie, hypertrophié, donnant les signes du "gros ventre".

Il provoque la dénutrition et l'anémie, le retard staturo-pondéral et peut évidemment mettre en jeu la vie de l'enfant. On y trouve des troubles dus à la carence en proteines sous forme d'oedèmes, de troubles cutanés avec dépigmentation, ulcérations, perte des phanères et, bien sùr, perte du tonus musculaire.

Ces troubles débutent par une diarrhée et une anorexie, c'est sur ce dernier trait que le psychiatre est concerné. Guedeney dans un travail récent cité par Amani et Delafosse, dépeint ainsi le versant psychique du Kwashiorkor: *"l'enfant est triste, irritable, apathique, parfois complètement léthargique, il est indifférent à ce qui n'est pas sa mère. Il refuse toute nourriture en protestant d'un cri monocorde(...). Le contact est nettement refusé, parfois avec une réaction violente de rejet.*

L'arrêt du développement psychomoteur est frappant, comme le manque d'intérêt pour l'autre".

Claudine Dubois, pédopsychiatre que nous avons rencontrée à Abidjan, insiste sur la thymie de ces enfants: *"ils ne sourient jamais, ils sont figés dans une prostration, le regard vide, assis ou couchés des heures entières, mus de gestes lents et mesurés. Ceux qui ont su parler ne parlent plus. Ils sont peureux ou indifférents, fuient le contact en détournant leur visage dès qu'on approche"*[(2)].

C'est cette thymie qui fait conclure les auteurs à une dépression chronique chez l'enfant. Ce terme de dépression risque de masquer en une seule entité phénoménologique les réalités bien différentes qu'elle peut recouvrir selon que l'on a affaire à une structure, névrotique ou psychotique. C'est justement cette distinction que nos auteurs Amani et Delafosse mettent de coté en voulant faire du Kwashiorkor un syndrome trans-structural unifié par des interprétations

2-Dubois Cl, " Dimension psychoaffective et culturelle de la malnutrition en Côte d'Ivoir"inédit. Cité par Amani et Delafosse.

importées des postfreudiens ou du cognitivisme. M.Klein et sa définition de la position dépressive, Spitz et ses descriptions de la dépression anaclitique, Bowlby et ses travaux sur la séparation précoce mère-enfant, Bergeret et ses états limites mélancoliformes, Widlocher et sa description de deux demandes contradictoires adressées par un enfant à la mère, celle d'un désir d'autonomie et celle d'un besoin de rapprochement, sont ainsi mises en série avec Steptoe, cognitiviste pour lequel le Kwashoirkor relèverait de la réaction psychologique au stress. Deux phases se succéderaient créant *"un ensemble de réponses comportementales et cognitives permettant au sujet d'éviter un événement stressant ou d'y mettre fin, de le modifier ou de le rendre plus supportable"*(3). A la phase active succéderait donc la réaction passive où le sujet se retire sans essayer de changer la situation. Cette succession chez les cognitivistes prend en compte les réactions à un événement extérieur; cet événement est tout simplement l'absence de nourrissage auquel l'enfant "s'adapte". Elle ne considère en rien le choix de présence au monde que fait le sujet, choix qui signe une structure et détermine son rapport à l'objet.

3-Steptoe.A "Psychologie de la réaction au stress" Implications cliniques. Collection scientifique Stablon N°4 1991 cité par Amani-Delafosse.

Le cognitivisme semble de plus mettre ces réactions en continuité, sans distinction de nature. La comparaison avec le travail de Spitz montre que le cognitivisme fait l'impasse sur la différence essentielle que Spitz introduit entre dépression anaclitique réversible et hospitalisme qui révèle chez le sujet une structuration irréversible.

LA TRADITION AFRICAINE.

La tradition africaine est à l'origine du terme Kwashiorkor qui, en langue Ga des Kwashis du Ghana désigne la *"maladie d'un jeune enfant éloigné de sa mère à l'occasion d'une nouvelle grossesse"*.
Amani et Delafosse précisent que la coupure d'avec le sein maternel au moment de la grossesse suivante est décrite et nommée comme une épreuve subjective dans un grand nombre d'ethnies africaines.

C'est l'Irunda du Rwanda qui signifie *"être seul"*, c'est le M'Buaki du Zaïre, l'Obwosi en Ouganda, ce qui veut dire *"l'expérience de l'enfant écarté de sa mère par une maladie"*.
En Baoulé l'expression *Ha Tré* désigne la souffrance, la maladie occasionnée par une coupure qui entraîne la solitude. L'orphelin souffre d'*Aeka Ha Tré*, l'adulte aux deuils multiples d'*Akowlé Ha Tré*.
La dépression anorexique du Kwashiorkor est dite *Kwé Ha Tré,* c'est-à-dire maladie par la grossesse de la mère, tandis que la souffrance qui cause le retrait du sujet, le fait qu'il rompt le lien social, qu'il se tourne indifféremment vers autrui ou vers le mur de la case se dit *Talé Ha Tré;* littéralement *"la maladie à cause du mur"*.
La tradition africaine offre donc des distinctions entre l'effet dépressif dû à la coupure d'avec le sein maternel et l'état qui peut résulter d'une autre coupure subjectivement inarticulable.

LE KWASHIORKOR KONGO-PICARD.

Pour introduire avec une note d'humour notre distinction structurale venant contredire la définition culturelle du syndrome psychiatrique du Kawashorkor, je vais évoquer avec vous deux cas.

Il s'agit de deux enfants originaires de l'ethnie Kongo, émigrés de la République Démocratique du Congo, ils sont frères et résident en Picardi.
Samba a six ans.
Il est adressé à une consultation de CMPP par un médecin scolaire.
Jazon est le frère cadet du précédent.
Il est adressé au même CMPP par le Service de pédiatrie.
Ces deux cas (névrose et psychose),sont effectivement à considérér sous l'angle des rapports que ces deux sujets entretiennent avec l'objet sein.
Samba avait connu un épisode d'anorexie à un an et demi lors de la deuxième grossesse de sa mère. Il avait cessé de parler. Durant plusieurs jours, il avait cessé de s'intéresser au monde, ne marchait plus, ne jouait plus, ne répondait plus à l'appel.
Les parents ne s'étaient pas inquiétés, il s'agissait pour eux d'une réaction banale avant la naissance d'un puîné, au moment d'un sevrage à la fois tardif et brusque.
Samba avait refusé toute nourriture.
Son père s'était moqué de lui, comme il est d'usage dans la tradition de son pays, avec
«la *rudesse qui convient à un petit qui perd ce qui ne doit plus lui être nécessaire* », précise-t-il. Samba avait perdu du poids, puis Samba en avait eu assez, et très soutenu par son oncle paternel, il s'était remis à vouloir croquer la vie. Samba semblait allait bien.

Madame accouche de Jazon pour lequel, au moment de sa troisième grossesse, le système de sevrage tardif et brusque est reconduit.
Dans l'après coup, c'est à cette expérience que le père attribue l'origine de ce qu'il appelle les « particularité » de Jazon et qui constituent pour nous un tableau de psychose.
Sans doute s'agit-il là d'une version du roman

familial dont le scénario emprunte aux découpages culturels. D'une façon analogue dans bien des cas de psychose chez des enfants de culture européenne, les parents font correspondre la cause à un moment chronologique d'une vaccination, ou à événement familial qui pour eux-mêmes fut marquant.

A cet égard, la mention faite aux vaccinations semble avoir été si fréquente dans les premières années où elles sont devenues obligatoires en France, qu'un pédopsychiatre avait alors rebaptisé le B.C.G. « Bateau Causal Général » en soulignant que dans cette version causale le caractère coercitif de l'intrusion faite dans le corps de l'enfant était le point à retenir, d'autant plus lorsque les parents eux-mêmes inquiets ou hostiles à la vaccination ne pouvaient pas en assurer la médiation auprès de l'enfant.

Bien sûr la psychanalyse nous enseigne que le choix du sujet, « *l'insondable décision de l'être* »[4] puise sa source dans des agencements structuraux qui font que la cause ne saurait se confondre avec un événement extérieur. Ces événements lisibles de la vie sont à considérer dans la psychose non comme la cause mais comme des circonstances de décompensation.

4- Lacan.J " Propos sur la causalité psychique". 1946 Ecrits Paris Seuil 1966,

Ce que je sais de Jazon, âgé aujourd'hui de 4 ans et demi et que j'ai reçu pour quelques consultations, est qu'il habite le langage comme on utilise une machine à chiffrer. A la fois le langage désigne l'objet sans qu'il y ait aucune trace de *shifter* dans son utilisation et sert à coder, à brouiller les pistes lorsque l'angoisse submerge Jazon et qu'il lui faut tenir l'Autre à distance.

Il se lance alors dans une série de sons qui s'égrainent comme un chapelet et forment une sorte de déclinaison d'une syllabe incluse dans le dernier mot utilisé. Par exemple, lors de la pre-

mière consultation, alorsque son père présent était dans le bureau, Jazon désignait par la fenêtre la voiture de celui-ci « *ouatu* ». Devant mon désir d'en savoir plus, cela devint *ouato, ta, tata, ti* etc.. A ce maniement de l'Autre du symbolique qui pour lui n'est pas barré, et dont la coupure enlève pour de bon un bout de réel, Jazon ajoute une « particularité » comme dit son père : celle d'absorber en une miette d'instant tout ce qui est autour de lui.
Il mange la terre, les cailloux ou n'importe quel petit objet qui se trouve à sa portée. Il ne va pas les chercher mais consomme sur place, méthodiquement.
Si nous ne pouvons pas nous arréter à la version causale de l'explication paternelle, il est pertinent d'envisager l'évènement qu'elle désigne comme un moment de décompensation, de rencontre avec le réel.

Reprenons les commentaires de Lacan dans le Séminaire IV, sur l'objet, lorsque le 12 décembre 1956 il introduit le tableau de la castration, de la frustration et de la privation, tableau qui écrit la permutation des registres *R, S, I* et des catégories des types du manque de l'objet, de l'agent du manque, de la qualité de l'objet (5).

5-*Cf. Lacan.j "Le Séminaire livre IV, la relation d'objet" Paris Seuil 1994 pp59,199, 215, 269.*

Il nous dit : « *la frustration modèle l'expérience du sujet et prépare (...) le versant selon lequel le conflit oedipien sera amené à s'infléchir. Elle (...) introduit manifestement la question du réel (...) avec le désir à l'endroit du sein en tant qu'objet réel (...). Nous voilà portés au coeur de la question : qu'en est-il de ce rapport le plus primitif du sujet avec l'objet réel* ? ».

Lacan montre que si l'objet est réel, le dam de la frustration est imaginaire et l'agent symbolique, au sens où la mère vaut ici par l'alternance (symbolique) de sa présence et de son absence. Mais, demande Lacan, « *que se passe-t-il quand la mère ne répond plus, si à l'appel du sujet, elle ne répond plus ?* ».

Alors qu'elle était inscrite dans la structuration symbolique qui la faisait présente/absente alternativement, « *elle devient réelle, c'est-à-dire une puissance* ». (...) « *l'objet vaut comme* témoignage *du don venant de la puissance maternelle. L'objet a dès lors deux ordres de propriété satisfaisante : il satisfait à un besoin, mais aussi il symbolise une puissance favorable* »(6).

6- Lacan.J ibid, pp 61, 68, 69.

Nous arrivons, poursuit Lacan, à un renversement de position : « l*a mère est devenue réelle et l'objet symbolique* ».

Mais que se passe-t-il si, au lieu d'être tenue pour puissance favorable c'est-à-dire marquée par la faille qui l'ouvre au désir d'être comblée par le don du sein qu'elle fait à l'enfant, elle est pour celui-ci une figure d'un Autre non barré, sans manque, totalitaire ?

Au niveau de ce tableau, la frustration dont l'agent est devenu réel est une opération elle-même réelle portant sur un objet qui reste réel, faute de symboliser le don d'une puissance favorable. Autrement dit, cette modalité de frustration laisse le sujet face à un Autre réel qui accomplit une opération réelle sur un objet qui l'est tout autant. Comme on parle de castration réelle (et non symbolique) pour parler de l'opération par laquelle le psychotique rencontre la figure d'un père qui interdit « *réellement* » et non symboliquement la jouissance, on pourrait parler ici de « *frustration dans le réel* ».

A l'opération de frustration ne correspond plus comme dans la névrose l'articulation des trois registres *R, S, I,* mais une confrontation sans limite au réel dans lequel le sujet se débat.

Tout autre est la situation de Samba. Sujet névrosé chez qui le sevrage du plus jeune enfant entraîne des manifestations nouvelles.
Une énurésie secondaire est apparue tandis qu'il est devenu très agité en classe où des tics ont alerté le médecin scolaire qui indique une consultation au CMPP.
Lorsque je reçois Samba, je ne peux m'empêcher de remarquer la similitude des tics gestuels avec certains mouvements du père. Celui-ci est musicien professionnel et cultive un look très branché, mélange savant de vêtements traditionnels et « rockys ». Il scande ses paroles par des mouvements qui ressemblent à des gestes de batteur dont les tics du fils, visiblement très fier d'un père qui vient d'enregistrer un CD, se font la réplique.
Avec chaque geste, "Monsieur" donne l'apparence de trancher net l'espace, comme chacune de ses paroles semble trancher avec précision les affirmations qu'il énonce, dans lesquelles les apprentissages des enfants ont une place réglée comme du papier à musique, et où c'est la cause présumée des « particularités » de Jazon qui donne le *la*. Durant cette première consultation, Samba présente un tic de clignement des yeux et penche la tête, tout comme le fait son père qui lui, porte de toutes petites lunettes aux verres bleu-clair.
J'apprends que Samba en tant qu'aîné est chargé de surveiller et de préparer la nourriture de sa dernière soeur. « Mon père est souvent absent me dit-il, heureux d'en souligner les raisons : il travaille dans toute la France pour sa musique, c'est moi qui le remplace à la maison. C'est moi qui protège maman et qui élève ma petite soeur. Elle

doit manger comme tout le monde maintenant et c'est moi qui en suis responsable, même quand elle pleure ».
L'énurésie est le prix à payer pour le remplacement du père dans la protection rapprochée de la mère. Le symptôme des tics, quant à lui, vient à point nommé souligner l'identification au père. La reprise du tranchant de ses gestes et de ses paroles doit permettre à Samba d'assurer la réussite du dernier sevrage en date dont la responsabilité lui échoit.

Les constructions symptomatiques de Samba et de Jazon sont comme des traces. Côté névrose, du rapport à l'Autre qui avait permis la traversée de l'épreuve du sevrage ; côté psychose, de la confrontation à un Autre non barré et au statut de l'objet qui en découle.

Ces sujets seraient-il bahoulés que le repérage de leurs troubles pourrait bénéficier de la distinction entre *Kwé Ha Tré,* « la souffrance par la grossesse de la mère » et *Talé Ha Tré,* « la maladie à cause du mur » .

Quoi qu'il en soit pour nous, ce repérage dans la structure à partir la singularité de chaque construction de symptôme infirme toute idée d'une règle universelle, d'une généralisation cognitiviste des conduites.
Pour l'inconscient, le sujet est toujours une exception.

Rubrique Correspondants

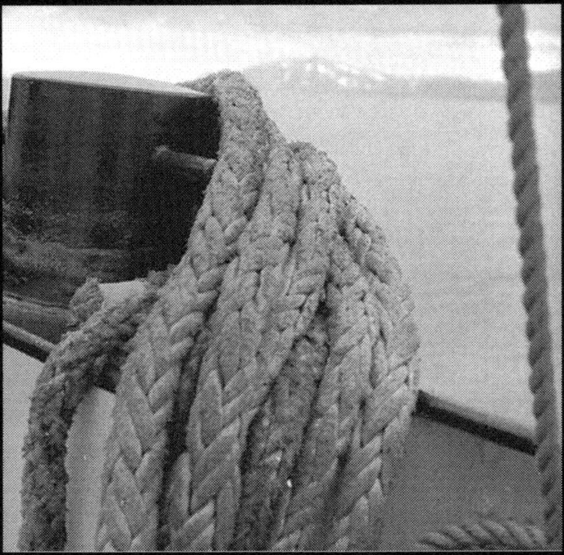

Nouages, cordages...

Rubrique Correspondants

Traitement par la prière,
au Burkina-Fasso.

A.Ouédraogo

Selon l'Organisation Mondiale de la Santé, les troubles mentaux graves et invalidants socialement affectent 1% de chaque population à un moment quelconque.

En Afrique, au Sud du Sahara, ces troubles mentaux sont l'objet d'interprétations culturelles qui sont la base(1) des recours thérapeutiques pratiqués. C'est ainsi qu'au Burkina Faso, les services de psychiatrie coexistent avec plusieurs institutions thérapeutiques traditionnelles et confessionnelles.

Ce pays Sahélien de dix millions d'habitants souffre d'un bas niveau de scolarisation: 48,3% pour les enfants de moins de quinze ans(2). Malgré une urbanisation accélérée, la majorité de sa population vit en zone rurale, au rythme des traditions où la folie se comprend comme une punition infligée par Dieu et le monde des esprits.

Les causes de la folie étant les esprits, les ancêtres et Dieu, l'itinéraire thérapeutique évite d'abord les services de psychiatrie et les malades sont conduits aux guérisseurs et aux pasteurs.

1-Bonnet.D "Désordre psychique, étiologie moosé et changement social". Psychopathologie Africaine, vol IX n°31973:343-369 Dao.A "repésentations culturelles et thérapies traditionnelles des psychoses puerpuérales chez les Marka". Mémo-diplo. spécial en santé mentale, N°24, école nationale de santé publique de Ouagadougou, 1994.

2-Dabire B. "Politique de population du Burkina Faso. Séminaire/Atelier sur la collaboration ONG et Gouvernement en matière de santé familliale." Ouagadougou 24-28 juin 1991.

Cet itinéraire riche et complexe aboutit à un passage par les services psychiatriques des hôpitaux lorsque l'échec thérapeutique traditionnel est avéré.

Cette étude a pour but d'analyser les méthodes et le résultat des traitements non psychiatriques par la description des activités de deux centres spécialisés dans les soins de la maladie mentale par *"la prière"*.

MÉTHODOLOGIE.

1.Cadre de l'étude

Notre travail a été mené dans la province du Bazèga dont la capitale est située à environ cinquante kilomètres de Ouagadougou.

Nous y avons choisi les Centres de Pukin et de Sandba, célèbres pour leur efficacité dans le traitement des affections mentales par*"la prière"*.

1.1 Le Centre de Pukin

Créé en 1956, il est situé à cinq kilomètres du Centre médical de Saponé. Ce village thérapeutique entoure un temple protestant pour le culte du dimanche avoisinant un autre plus petit destiné aux prières de guérison.

Le logement du pasteur constitue la limite nord du village. Vingt cases en banco recouvertes de pailles et de tôles servent de salles d'hospitalisation et sont disposées autour du temple.

Le village est entouré de grands arbres aux pieds desquels sont enchaînés les malades mentaux. Les accompagnants de ceux-ci sont logés dans les cases.

Au plan du personnel, le pasteur, âgé de soixante neuf ans, est entouré de sa femme, de ses neuf enfants et de dix aide-soignantes. Il est le pasteur, alphabétisé en langue nationale mooré, et il fonda le centre en 1956. Musulman de naissance, il s'est converti au protestantisme puis a bénéficié d'une formation de pasteur. Son don de guérison lui fut révélé lorsque, par la prière, il aurait ressuscité un enfant décédé que l'on amenait pour l'enterrer.

Son pouvoir de guérison s'exerce principalement sur les maladies mentales mais il peut aussi guérir des maladies somatiques.

Le Centre possède des registres où sont inscrits les noms et prénoms de ses patients, leur origine géographique, le nombre de démons qui les possèdaient.

De 1989 à 1993, nous avons comptabilisé 6.470 patients inscrits. Durant la période de notre enquête, il y avait quinze malades hospitalisés dont dix souffrant d'affections mentales et deux d'épilepsie. Nous y avons rencontré une petite fille de trois ans ayant une tumeur maligne de la gorge, un adulte souffrant d'aphasie et un autre présentant des signes de Sida au stade trois. Nous avons aussi rencontré vingt anciens malades revenus au Centre pour les prières du dimanche.

1.2- Le Centre de Sandba

Créé en 1982, il est situé à un kilomètre d'un Centre de Santé et de Protection Sociale (C.S.P.S.) et à quinze kilomètres du Centre médical de Saponé. Au centre du village se trouve aussi un temple derrière lequel est situé un hangar.

De part et d'autre du temple sont disposées quarante cases d'hospitalisation qui se prolongent par une haie d'arbres aux pieds desquels sont enchaînés des malades mentaux. Le domicile du pasteur se situe derrière le temple et le hangar.

Le pasteur âgé de cinquante cinq ans, est né dans la même localité. Marié à une seule femme, il a trois enfants et héberge des orphelins chez lui. Aveugle et analphabète, c'est un ancien musulman converti à la religion protestante depuis 1982, année à laquelle il a lui-même fondé son Centre, où il exerce la fonction de pasteur.

Il fut reçu à Pukin où il séjourna plusieurs mois pour cécité. Après l'échec des prières, il décida de se suicider par pendaison mais la branche se cassa. Deux ans après cette tentative râtée, une voix l'a interpellé et lui a dit de retourner dans son village natal pour y prier et guérir les malades.

Ce pasteur est aidé de six personnes dont deux femmes. Ses aide-soignants, tout comme ceux de Pukin, sont d'anciens malades mentaux guéris et ayant aussi acquis le pouvoir de guérir lors de leurs séjours dans ces villages thérapeutiques.

Le Centre de Sandba ne dispose pas de registre de consultation. Au moment de notre enquête, nous y avons rencontré quarante-sept malades hospitalisés dont vingt-et-un malades mentaux, et cinq épileptiques. Les autres patients souffraient d'affections organiques telles que zona, asthme, rhumatismes, hémiplégie, gastropathie, fistule vésico-vaginale.

2.Recueil des données

Elles furent recueillies auprès des deux pasteurs et de leurs aides-soignants, de trente et un malades mentaux et de vingt et un accompagnants. Grâce à cette observation participative, aux interviews non dirigés et au questionnaire utilisé, nous avons pu être plus attentifs aux réactions des patients face à leur souffrance.

Nous avons recueilli des informations sur qui avait décidé du traitement dans ce Centre ainsi que sur les sentiments des patients vis-à-vis de cette méthode thérapeutique. Nous avons également recueilli les avis des accompagnants sur le fonctionnement des centres et les résultats obtenus. Enfin, les deux pasteurs ont accepté de nous décrire leur méthodes thérapeutiques.

Nous avons exclu de cet échantillon toutes les pathologies non psychiatriques ainsi que les accompagnants des malades venus pour des pathologies somatiques.

RÉSULTATS.

L'âge des patients varie de 10 à 50 ans avec un âge moyen de 30 ans.La majorité des patients rencontrés sont de religion protestante. 71,4 % de nos patients hommes étaient célibataires contre seulment 18,7 % des femmes.
Pour les malades eux-mêmes, les responsables du déclenchement de leur trouble seraient surtout les démons (42%) et les sorts (26%) jetés par des personnes capables de manipuler les forces occultes.

Quant aux accompagnants, 64 % affirment que les démons sont responsables de la maladie.

Il faut noter que 56% d'entre eux sont des protestants.

3. Les techniques thérapeutiques

Les deux pasteurs thérapeutes appartiennent à

"L'Eglise des Assemblées de Dieu" et pratiquent les rites thérapeutiques décrits dans le nouveau testament, de baptême dans l'esprit saint, la communion et l'imposition des mains pour la guérison divine.

A Pukin les séances de prière et d'exorcisme ont lieu tous les jours de 15 h à 18 h tandis qu'à Sandba, elles ont lieu matin et soir.

Dirigés par les pasteurs, leurs épouses et un ou deux aides, les traitements se font de la façon suivante. Le pasteur nomme un patient qui s'avance vers l'autel, s'assied ou se met à genoux et à ses pieds. Celui-ci étend les mains sur la tête du malade et prononce les paroles suivantes :

«*Venez, descendez et voyez celui qui est malade. Etendez votre main d'amour et faites votre travail. Vous êtes le roi qui vit. Le pouvoir est à vous. Venez et anéantissez la puissance des démons. Fermez leur voie afin qu'ils n'aient plus d'autorité de revenir sur lui. Vous êtes bon. La victoire est à vous. Merci Dieu. Je remercie le Saint-Esprit* ».

Un aide-soignant, reconnu capable d'identifier le démon ou le *kinkirga* présent, s'avance et se met en communication avec celui-ci dans un langage incompréhensible. Puis le génie ou démon s'exprimera par la bouche de l'aide-soignant et ses paroles seront comprises par le public.

Il dira «*C'est quelqu'un qui m'a envoyé prendre possession de cet individu* », ou, s'il s'agit d'un ancien malade revenu pour rechute au Centre «*J'étais sorti du sujet que voilà mais je suis revenu, on m'a envoyé de nouveau prendre possession de son corps* ».

Le pasteur, sa femme et les aide-soignants vont alors imposer leurs mains sur la tête du patient et vont réciter ensemble le verset suivant :

«Au nom du Christ que ses voies soient fermées pour ne plus s'ouvrir. Démon, sort, ramasse tes affaires et va-t-en. Sort vite, libère-le afin qu'il recouvre la santé de son corps. Au nom du Christ, je te chasse, sors, seigneur incomparable, merci Tout Puissant. Démon sors ! Démon sors ! Démon sors ! va-t-en. Libère-le. Ramasse tes affaires, ne reste plus ici. Démon rentre chez toi. Au nom du Seigneur, nous te chassons. Merci Dieu ».

Tous les patients bénéficient de la même séance les uns après les autres et en présence de leurs parents. Puis le pasteur échange quelques mots avec chacun des patients avant de prononcer une prière collective.

Les malades sont ensuite ramenés à la place où ils sont enchaînés tandis que les parents regagnent les cases d'hospitalisation.

Il faut noter quele culte du dimanche est obligatoire pour les patients et leurs accompagnants, quelle que soit leur religion.

4. Sur l'efficacité des Centres.

L'ensemble des patients, soit 77,4 % se disent satisfaits par les conditions d'accueil et de traitement (bien que dans ces deux centres, les malades mentaux soient attachés) et 86% d'entre eux disent que les traitements sont efficaces.

Ces accompagnants étaient les parents géniteurs des malades (20%) les frères utérins (25,8%) et les époux(ses) (35%). 20% de nos malades n'avaient pas d'accompagnants. Tous étaient enchainés.

Les accompagnants et les malades apprécient d'autant plus ces centres que 72% des patients, avant d'y arriver, sont passés sans succès chez le thérapeute traditionnel et 4% en psychiatrie.

Selon eux, les troubles psychiatriques ont été très bien améliorés lors du séjour au Centre. C'est pourquoi 76% des accompagnants sont satisfaits des prestations du Centre. Cependant, 24% d'entre eux, dont les malades ne s'amélioraient pas, ayant épuisé la durée moyenne de traitement (au moins 4 mois), mécontents envisageaient de changer de lieu de traitement.

COMMENTAIRES ET DISCUSSION.

Les Centres d'accueil et de traitement de Pukin et de Sandba où nous avons mené notre étude sur trente et un malades mentaux (quinze femmes et seize hommes) sont assimilables aux villages thérapeutiques du professeur Henri Collomb [3] en ce sens qu'ils répondent à certains de leurs critères :

3-Dao.A "Représentations culturelles et thérapies traditionnelle des psychoses puerpuérales chez les Marka". Mém-diplo spécial en santé mentale n°24 Ecole Nationnale de Santé Publique-Ouagadougou.

1) Le personnel soignant et le pasteur sont originaires de la région et appartiennent au même groupe ethnique.

2 La famille du malade participe aux soins et à la vie du groupe : tâches et rites.

3) Le village ne reçoit pas plus de trente malades à la fois.

Cependant, l'immobilisation du malade mental, qu'il soit agité ou non, est contraire au concept thérapeutique de Collomb qui affirme qu'*«isoler le malade mental, le priver de toute liberté conduit obligatoirement à une aggravation de ses troubles. La solution serait exactement l'inverse : ne pas l'isoler et ne pas le priver de sa liberté par laquelle il exprime sa vérité »* [4].

4-Pr.H.Collomb. L'avenir de la psychiatrie en Afrique. Psychopathologie Africaine, volIX n°31973:343369.

Dans ces deux villages, la maladie s'explique par l'action néfaste directe du démon ou par l'intermédiaire d'esprits ou d'humains malveillants.

Les rites de guérison «*accordent à la parole une valeur opératoire réelle, et n'hésitent pas à faire prière et à se ritualiser* » (5).

5-Preneuf Ch.Dia E. Bagarry Ph. le psychodrame en Afrique. Psychopathologie Africaine: vol VII n°2,1971:285-290

On note une similitude avec le *N'Doëp* des Lébous au Sénégal en ce sens que la prière d'exorcisme utilise les mêmes symboles et les mêmes commandements. En effet, le prêtre ou *N'doëpkat* du Sénégal parle au démon ou à l'esprit possesseur en ces termes : «*Au nom de Dieu, le Clément, le Miséricordieux, je demande la permission de Dieu... j'ai attaché les Djinn, attacher, attacher, attacher. Mauvais rab, fuis, je viens derrière toi ! Mauvais oeil, fuis, je viens derrière toi* » (6).

6- Michaux.D La démarche thérapeutique du Ndoep, Psychopathologie Africaine. vol VIII n°1,1972:17-57

Ces séances d'exorcisme reposent sur l'interprétation culturelle de la maladie mentale en Afrique de l'Ouest qui déresponsabilise l'individu et son groupe. Le déterminisme de la maladie s'explique par les interventions punitives du monde invisible où vivent les démons *(Djinn)*, les génies *(Kinkirsi, Sindamba)* et les interlocuteurs des êtres humains jeteurs de sort.

En Afrique Centrale par contre et principalement chez les Mitsogho, les maladies sont d'origine naturelle et proviennent de Dieu.

Les accidents, les noyades ou ne sont pas reconnus naturelles et proviennent des maléfices, ou des interventions des génies.

Les thérapeutes ne s'adressent pas aux génies ou à Dieu, mais aux personnes responsables de la survenue de la maladie. «*Vous qui dormez profondément alors que nous, nous tremblons de froid, croyez-vous que vous possédez les plus belles maisons, voulez-vous que nous soyons procréateurs des enfants qui seront votre proie, pour vous enrichir avec vos femmes ? Aujourd'hui, aujourd'hui, pour notre enfant, advienne que pourra, le gazon fanera, sur le champ de bataille...* » (7). Ces menaces, faites par les parents du malade à l'encontre de la belle-famille, ont pour but de faire rendre la santé au patient par les humains responsables du trouble. En effet pour les Mitsogho, l'homme ne peut commander au démon ou au génie *(ya mwei).*

7-Gollnhofer.O, Sillans.R. Cadres, éléments et techniques de la médecine traditionnelle chez les Tsogho. Aspects psychothérapeutiques. Psychopathologie Africaine, vol XIII n°3,1975:285-321.

Malgré ces méthodes perçues inacceptables dans le contexte d'une médecine scientifique, il est frappant de constater l'importance de la fréquentation de ces deux centres aux méthodes de contention qui peuvent nous paraitre révoltantes.

En effet, 2745 patients dont 95 % de malades mentaux ont consulté au Centre de Pukin durant la seule année 1993. Cette fréquentation est supérieure à celle du service de psychiatrie de l'hôpital Yalgado qui a reçu seulement neuf cent dix malades mentaux dans la même année.

Les populations, notamment les adeptes des Eglises des Assemblées de Dieu, s'en accommodent et sont satisfaits des résultats (76%). Que le fou y soit attaché ne choque pas car cela répond aux pratiques culturelles en matière de folie. En effet, en pays Moosé, le fou est immobilisé dans sa famille, de peur qu'il ne disparaisse.

Il bénéficie des thérapies des guérisseurs itinérants et n'est déplacé vers d'autres institutions de soins qu'en cas d'échec. C'est ainsi qu'en cas d'agitation intolérable, les familles exigent aussi l'attachement ou l'enfermement dans les institutions de soins de type occidental.

Il est admis traditionnellement que *«Guieng la Wiiri* » c'est-à-dire que *«ce qui convient le mieux au fou, c'est la corde* ». Cette pratique visant à la protection de la communauté consacre le concept de la prévalence des intérêts du groupe sur ceux de l'individu, les limites de la liberté individuelle étant rapidement franchies.

Cette attitude des populations face à la folie explique peut-être l'acceptation des méthodes de contention agressives utilisées par les deux pasteurs. La conversion presque obligatoire des patients à la religion protestante et l'organisation religieuse de la prise en charge créent un espace psychologique acceptable pour les patients et leurs parents. La possession par le démon, cause principale de la folie selon les thérapeutes de ces deux Centres, correspond en partie aux interprétations traditionnelles de la maladie mentale, d'où l'adhésion massive au processus thérapeutique. Cependant, bien qu'aucun travail d'évaluation de l'efficacité de ces traitements n'ait pu être fait, les cas d'échecs reçus dans le service de psychiatrie invitent au doute.

En effet, plusieurs malades sont accueillis dans ce service sur recommandation de l'un ou de l'autre de ces thérapeutes qui, devant la persistance de l'affection, conseillent aux parents de s'adresser au psychiatre. Ils leur affirment, après plusieurs mois de traitements sans succès, que le démon est sorti du corps du patient et qu'il suffit maintenant d'aller à l'hôpital où les médicaments prescrits résolveront le reste du problème.

CONCLUSION

L'administration sanitaire Burkinabé s'efforce de développer, à travers les deux services de psychiatrie des Centres Hospitaliers Nationaux et les onze Unités de Soins Psychiatriques des Provinces, l'assistance psychiatrique de type occidental.

Ces institutions coexistent avec l'ethno-psychiatrie, c'est-à-dire une psychiatrie traditionnelle reconnue encore par la majorité de la population comme faisant partie de la culture.

Cette psychiatrie communautaire traditionnelle, malgré ses méthodes coercitives, donne satisfaction aux populations traditionnelles qui font moins confiance aux méthodes occidentales dont ils ne comprennent ni les moyens ni les objectifs.

Les Centres d'accueil et de traitements de Pukin et de Sandba sont particuliers parce que confessionnels mais ils n'en reçoivent pas moins des malades des autres religions.

Au Burkina Faso, d'autres types de villages thérapeutiques existent et utilisent plus souvent des plantes, racines, animaux, ainsi que le recours aux incantations et danses à l'image des Mitsogho adeptes du «*ya mwei* » en Afrique Centrale.

Notre étude nous a montré que, même en Afrique, les méthodes thérapeutiques diffèrent et sont peu exportables parce que difficiles à codifier.(8)

8-A. Ouédraogo. T.B itinéairs thérapeutiques des malades mentaux à Dori, Burkina Faso. Mém. Diplo Spécialiste en santé mentale. Ecole Nationale de Santé publique, Ouagadougou 1990.

Elles sont très souvent en contradiction avec les principes élémentaires de la prise en charge psychiatrique des hôpitaux issus de la culture moderne occidentale. Tout ce contexte rend la collaboration interculturelle très difficile.

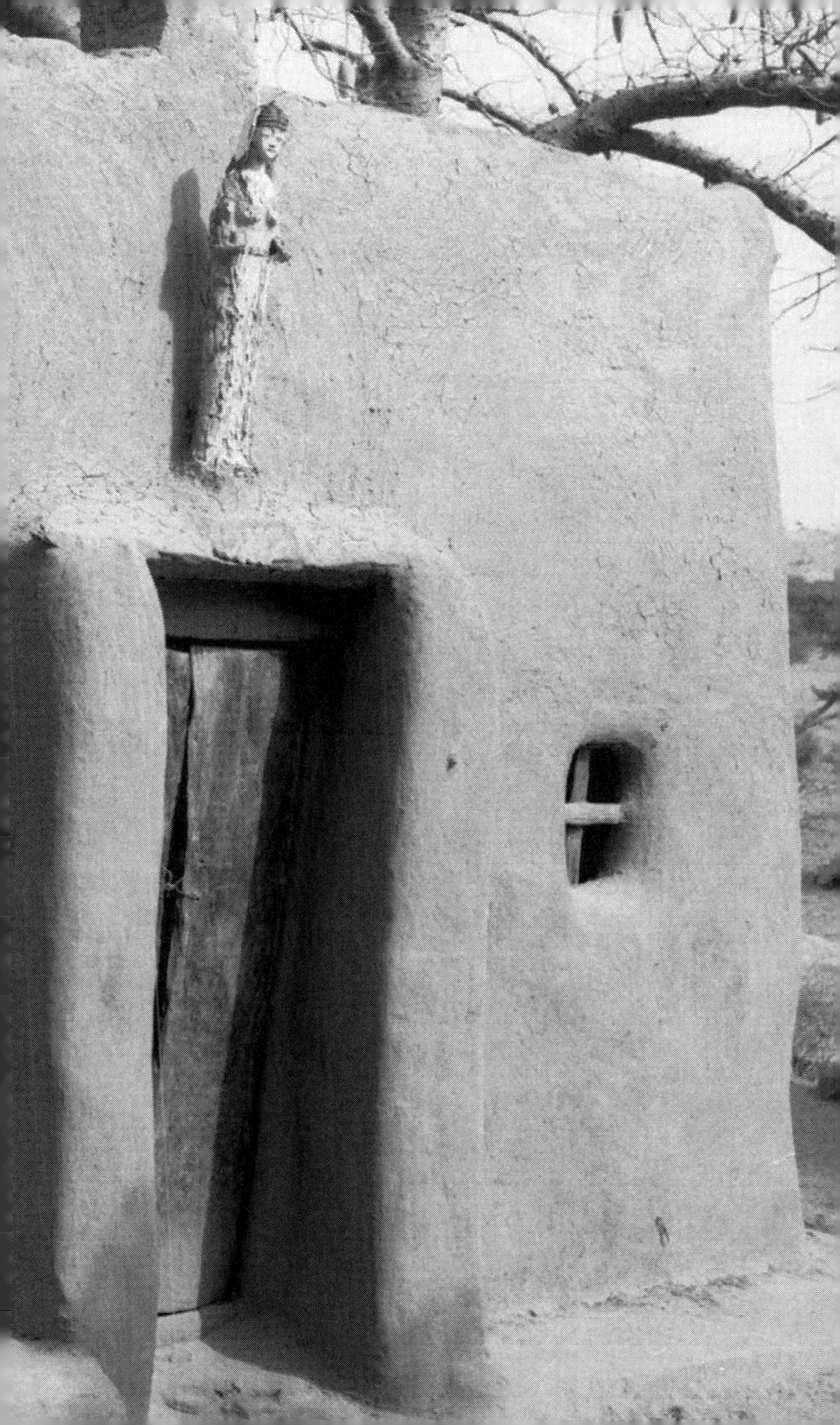

Ndoëp et Candomblé

*O. Ndoye & S. Mirkovitch**

ESSAI DE COMPARAISON ENTRE RITES RELIGIEUX ET THÉRAPEUTIQUES, DU SÉNÉGAL AU BRÉSIL.

** O. Ndoye est enseignant, chercheur à l'IREP. S. Mirkovitch est stagiaire à l'IREP. à Dakar, Sénégal.*

Jusqu'ici, le Candomblé n'est rapproché qu'aux pratiques cultuelles existant au Bénin, aucun parallélisme n'a été opéré avec d'autres cultes du continent africain.

Sachant que les premiers habitants de la capitale sénégalaise *(les lébous)* pratiquent depuis bien avant l'arrivée de l'Islam au dixième siècle, un rituel de possession, il nous a paru intéressant de comparer leur Ndoëp au Candomblé.

Notre visée est donc de tenter de mettre en lumière les ressemblances ainsi que les dissemblances existant entre ces deux rituels d'origine africaine, le Ndoëp et le Candomblé. Ils représentent respectivement le culte des Rab et celui des Orisa.

En tant que cultes référés à des puissances transcendantes supérieures à l'homme et inférieures au Dieu unique, ils mettent en évidence «*l'existence conjointe de croyances et d'actes rituels, fondés sur les premières, et visant à établir des relations spécifiques entre les hommes et les divinités*[1]».

1-O.Hervenschimdt dans "Dictionnaire de l'étiologie et de l'anthropologie", P. Bonte et M. Izal.

De ce fait, le Ndoëp et le Candomblé peuvent être considérés comme des rites religieux. Dès lors, il semble qu'une référence, même brève, aux conceptions religieuses que sous-tendent ces deux rituels soit nécessaire.

Si le Candomblé et le Ndoëp s'adressent tous deux à des ancêtres divinisés, c'est que la mort n'est pas considérée au Sénégal et au Brésil comme une rupture radicale avec le monde des vivants. Les ancêtres auxquels s'adressent ces deux cultes peuvent ainsi communiquer avec le monde des hommes. Tout humain n'est pas capable d'entendre et de comprendre les messages de l'autre monde. Cette communication n'est possible que par l'intermédiaire de certains individus privilégiés parce qu' élus.

Ceux-ci sont dévoilés bien souvent lors de manifestations de maladies ou de transes au cours de cérémonies publiques de Candomblé ou Ndoëp, désignés comme rites de possession. En effet, les "*divinités*" communiquent par l'attaque, la catastrophe, le symptôme ou les images oniriques. Ces personnes exceptionnelles sont appelées dans le Candomblé et le Ndoëp, respectivement Iyalorisa et Ndoëpkat. Ce sont donc des guérisseurs aptes à lire le discours des invisibles à travers la pathologie du malade et à l'interpréter par expérience parce qu'ayant vécu la même chose.

Iyalorisa et Ndoëpkat ont donc tous deux une formation d'écoute et de communication avec les divinités. Ils sont devenus maîtres de culte parce que leur maladie a été reconnue comme une intervention des dieux qui leur a permis de suivre une initiation au décours de laquelle ils ont acquis ce statut.

La maladie a donc dans le Ndoëp et le Candomblé la même valeur de signe d'élection, par la divinité, des maîtres de culte, et est ainsi à l'origine de leur vocation thérapeutique. Mais la formation du Ndoëpkat et du Iyalorisa bien que présentant des similarités n'est pas identique ; nous en parlerons dans le chapitre concernant les rituels d'initiation.

Le Ndoëp et le Candomblé sont donc tous les deux des cérémonies d'initiation. Ils font de la personne malade, au sortir de la cérémonie, un être nouveau, un initié. Il y a donc dans ces deux rituels une mort et une renaissance symboliques qui représentent ce passage vers une identité nouvelle. Le Ndoëp et le Candomblé ont pour fonction d'apaiser les dieux afin de permettre à la personne malade de retrouver la santé. Ce sont des rituels thérapeutiques.

Ces dieux n'ont pas le même statut, ni la même représentation sociale. Rab et Orisa sont des puissances ancestrales supérieures à l'homme, ayant un sexe, une personnalité, une histoire, une organisation hiérarchique et familiale ainsi que la faculté, étant immatérielles, d'investir ceux qu'ils ont choisis. Ils sont donc à l'image des hommes et par là ont des noms, une parenté, une généalogie.

Le Rab est un esprit qui cherche à se fixer, il erre dans l'espace. Il n'est donc pas attaché à un lieu, ce qui explique que le Ndoëp comprend une phase au cours de laquelle on cherche à connaître l'identité du Rab et à le nommer pour qu'à la fin du rituel, par l'élévation de l'autel (*le Samp*), il soit fixé et donc maîtrisable par des offrandes.

L'Orisa par contre, s'il est conçu comme existant dans tout l'espace, est quelque chose de localisé. C'est une force de la nature fixée, connue, qui a donc une place définie à laquelle il peut être convoqué, commandé par les formules convenables afin d'aider ses adorateurs. Dès lors, on comprendra que le Candomblé ne nécessite pas d'étape similaire au *Samp* du Ndoëp. De ce fait, à la différence du Ndoëp, le Candomblé ne pourra être considéré comme un rituel de fondation(2).

2-Selon le rev. D. Onadele Epega cité par P. Verges, Orisa signifie "un qui a enfoncé un pot". L'Orisa aura déja été fixé.

Autre dissemblance d'importance, Rab et Orisa n'intéressent pas les mêmes structures sociales. En effet, en tant que puissance non fixée et inconnue, le Rab est lié au lignage; ce qui explique que son nom soit souvent précédé du mot *maam* (grand père, grand mère). Il intéresse donc la famille tant horizontale que verticale et ne remonte pas au-delà du fondateur du village ou de la maison.

Contrairement au Rab, l'Orisa intéresse l'ensemble du pays. Il s'adresse donc à la nation entière. Il est à ajouter qu'il existe néanmoins des *tuur* intéressant une région. Les cultes deviennent donc à ce moment nationaux et les dieux prennent alors rang d'Orisa ou Vaudou. Mais pour ce qui nous concerne, notre intérêt est porté sur le Ndoëp et ses Rab familiaux.

Cette digression faite, on comprendra en nous référant à ce qui a été dit plus haut que les cérémonies du Ndoëp et du Candomblé ne se déroulent pas dans le même type d'espace religieux. Etant lié à son statut national, le Candomblé se déroule dans le Tereiro ou temple de l'Orisa ouvert à tous les adeptes de la région. Le Ndoëp, quant à lui se passe dans la maison familiale du malade. L'autel élevé à la fin du rituel ne sera donc ouvert qu'aux seuls membres de la famille.

C'est là, dans ces espaces qu'auront lieu les offrandes adressées aux puissances invisibles, témoignant de l'alliance établie entre les hommes et les ancêtres divinisés.

Cette étude va dégager trois chapitres thérapeutiques essentielles qui tiendront lieu de fil conducteur tout au long de ce travail. Nous allons donc comparer les cultes du Candomblé et du Ndoëp à partir de : la religion, la possession, l'initiation, la fondation, l'alliance et les vertus thérapeutiques de ces deux rituels.

RITES RELIGIEUX ET RITES D'ALLIANCE

Le Ndoëp et le Candomblé sont tous deux des pratiques religieuses fondées sur la croyance en l'existence de puissances supérieures à l'homme et destinées à établir avec elles de bonnes relations. Malgré tout, la religion qui fonde ces deux cérémonies ne peut être considérée comme un polythéisme. En effet, l'animisme présent au Sénégal et au Brésil invoque bien un Dieu unique, même s'il n'éprouve pas le besoin d'en faire l'objet principal de son culte.

Dieu est, en effet, considéré comme tout puissant, sa volonté ne propose aucune alternative ; si c'est lui qui a voulu cette maladie, alors il n'y a rien à faire. Or, la croyance en des êtres intermédiaires rend l'alternative possible. Les cultes des Rab au Sénégal et des Orisa au Brésil permettent donc de restituer l'impossibilité d'action sur les événements qui surviennent.

Mais qu'est-ce que un Rab ou un Orisa ?

Le mot Rab en wolof signifie *"animal"* car les esprits se manifestent souvent sous la forme d'un animal. Les Rab sont des esprits ancestraux transmis héréditairement mais également le double des personnes, leurs jumeaux. Ils vivent ainsi en société comme les hommes et constituent un véritable doublage de l'organisation sociale et familiale. Ainsi ils ont un nom, une famille, un sexe, une religion.

Les Rabs se présentent sous deux états : celui de Rab anonyme, errant, inconnu ; et l'autre de Rab nommé, reconnu, fixé à un autel qui devient sa demeure et où sont prodiguées les offrandes rituelles. Lorsque le Rab a été identifié et installé il devient un Tuur, objet d'un culte. Les grands Tuur sont les Rab tiosaan ou *"Rab de l'origine"* dont le culte remonte à l'ancêtre du lignage ou au fondateur du village. La charge de l'autel domestique du Tuur familial se transmet en héritage par les femmes, de mère à fille ou de grand-mère à petite fille, parfois de tante à nièce, de soeur à soeur, quelquefois de mère à fils. Les voies de cette transmission sont variables, l'héritage comporte un choix.

Le Rab de la lignée choisit de toute façon le membre qu'il veut dans la famille alors que le Rab errant peut se manifester à quiconque. Ainsi n'importe qui peut être pris par un Rab.

L'intervention de ce dernier est motivée soit par la négligence du Tuur familial soit par le choix porté sur un individu qui doit être l'élu, soit malencontreusement lors d'une rencontre dite « anormale ». Le Rab se révèle le plus souvent par une maladie. Il peut aussi se manifester dans des phénomènes naturels, apparaître sous forme humaine ou animale, provoquer des accidents et des échecs pour ceux qui l'ont négligé. Ainsi, lorsque la maladie ou l'échec frappe une personne, celle-ci va trouver un "boroom Tuur" (possesseur d'un tuur important) pour une consultation. Par des procédés divinatoires, celui-ci diagnostique la présence d'un Rab et propose, s'il y a lieu, de faire un Ndoëp afin d'apaiser l'esprit ancestral.

Quant à l'Orisa, selon Pierre Verger "*il représente une force de la nature fixée, contrôlable formant un chaînon dans les relations des hommes avec l'inconnaissable*". Ainsi, à la différence du Rab, l'Orisa est déjà connu, nommé et fixé. "*Un autre chaînon est constitué par un être humain, divinisé ayant vécu autrefois sur terre et qui avait su établir ce contrôle avec la force, nouer entre elle et lui un lien d'interdépendance par lequel il attirait sur lui et les siens l'action bénéfique et protectrice de cette force ; en contre partie, il faisait à cette part de force, fixée, les offrandes et sacrifices nécessaires à entretenir sa face sacrée appelée Ase*".

Le culte des Orisa se célèbre encore aujourd'hui chez les Yoriba qui vivent dans les régions sud-ouest du Nigeria et sud-est du Dahomey.

Tout comme le Rab, l'Orisa se transmet héréditairement. Il choisit son élu qui lui servira de monture. Il est immatériel et ne peut donc se manifester aux êtres humains qu'à travers l'un d'entre eux. Selon Léo Frobenics[3], *"la filiation est par la ligne masculine"*. Verger précise que cet héritage se fait dans la lignée paternelle. Les Dieux qui se signalent au cours de danses de possession lors des cérémonies de Candomblé sont, comme on l'a vu, connus et fixés et ils se nomment :

3-Cité par Pierre Verger.

-Ogùn, divinité des forgerons, des guerriers et des agriculteurs. Il danse muni d'une épée et, mène la guerre et les combats.

-Ososi, divinité des chasseurs. Il porte un arc et des flèches et sa danse représente la chasse.

-Osumare, l'arc-en-ciel, il danse montrant alternativement le ciel et la terre ; il porte à la main un serpent de fer.

-Omulu ou Obaluaiye, divinité de la variole et des maladies contagieuses. Il est revêtu de paille, le visage caché car la lèpre l'a défiguré ; il porte à la main une verge de brindilles de palmes décorée de cauris ou d'un crochet de fer. Sa danse symbolise les maladies, les souffrances, les démangeaisons, les corps déformés.

-Nana Buruku, sa mère, la plus vieille des divinités des eaux. Elle danse avec dignité.

-Yemoja, divinité des eaux salées, elle porte un éventail et des bracelets de métal argenté, elle danse en mimant le mouvement des eaux agitées. Elle est considérée comme la mère des autres Orisa.

-Sango, dieu du tonnerre. Il est l'ancêtre

mythique des rois Youba tenant à la main un Ose (double hache stylisée) ; il imite les gestes du dieu en colère, prenant des pierres de foudre dans son sac et les jetant vers le sol.

-Yansan ou Oya, femme de Sango, divinité du vent et des tempêtes. Elle danse les bras étendus comme si elle déchaînait les éléments et dominait les âmes des morts qu'elle seule parmi les Orisa peut affronter.

-Osun, divinité des eaux douces. Elle danse un éventail de cuivre à la main avec les attitudes d'une femme coquette qui se baigne à la rivière, se peigne, se farde, se regarde dans un miroir, met des bracelets et des colliers qu'elle agite avec satisfaction.

-Osala, dieu de la procréation. Il prend deux formes ; la première sous le nom de Osagiyan, guerrier vêtu de blanc, l'autre avec le nom de Osalofon qui danse courbé en deux comme un vieillard appuyé sur une sorte de houlette.

On voit ainsi que les dieux constituent un répertoire de rôles précis et variés. Si les caractéristiques des Rab sont plus floues (sans doute parce qu'il n'existe pas au Sénégal un panthéon semblable), les personnes possédées par un Rab, tout comme celles prises par un Orisa, deviennent l'ancêtre, leur danse étant censée imiter l'esprit ancestral.

L'autre similarité entre Rab et Orisa, est que tous deux entretiennent avec les hommes une relation d'échange et de réciprocité. Le Rab et l'Orisa restent des alliés, des protecteurs, dans la mesure où l'homme leur donne régulièrement la preuve de la considération et du respect. Si le contrat implicite qui les unit est rompu, les esprits mécontents viennent se manifester sous forme de maladies ou d'accidents divers. Cette intervention équivaut donc à une sollicitation à renouer la relation négligée ou rompue.

Le Candomblé et le Ndoëp fournissant les moyens de renouer la liaison devenue dysharmonieuse, ont un effet thérapeutique. Au cours de ces deux cérémonies, la personne malade est réintroduite dans le culte de ses origines. Ensuite, elle sera tenue d'observer les obligations rituelles faites d'offrandes, de sacrifices, de prières afin d'éviter de nouvelles représailles des puissances invisibles. D'une certaine manière, c'est par ces actions que la personne entretient activement sa santé, son bien être.

Ainsi, l'homme et le Rab sont unis dans un rapport qui fonde une alliance d'échanges réciproques. L'homme remplit ses devoirs envers l'ancêtre Rab ou la divinité Orisa et ces derniers en retour, le protègent et lui assurent une bonne relation au monde. Cette alliance est représentée dans le culte des Orisa par un objet témoin, support de l'axe (*météorites et haches néolithiques pour Sango, galets de rivières pour Osun...*). Ces objets symboliques sont conservés par les descendants de celui qui fut le premier Alase (propriétaire de l'ase) et se transmettent de génération en génération.

Dans le Ndoëp, la réalité concrète de l'alliance est symbolisée par le « *Samp* ». Par divers actes rituels (revitalisation de l'Ase par des bains de feuilles, libations de sang, offrandes de nourriture...), les initiés des deux cérémonies donnent aux puissances ancestrales la preuve de leur affiliation et de leur volonté de maintenir la liaison. En réponse à ces appels, celles-ci en signe d'acceptation, prennent possession de leurs descendants et les protègent.

Ces cultes traditionnels se confrontent, se mélangent et se juxtaposent aux religions chrétienne et musulmane. Ainsi, il arrive que le Rab soit assimilé, dans le vocabulaire à un djinn, un saytané, un ange ou un diable.

De même, au Brésil, les Orisa sont souvent assimilés aux saints et vierges de la religion catholique. En effet, l'Islam au Sénégal et la religion catholique au Brésil sont devenus majoritaires. Ainsi, tant au Sénégal qu'au Brésil, on rencontre un tel processus syncrétique. Le syncrétisme est un terme qui selon C. Rivière renvoie *"à l'amalgame d'éléments mythiques, culturels ou organisationnels de sources diverses au sein d'une même formation religieuse. Le syncrétisme est un processus contre-acculturatif impliquant manipulation de mythes, emprunt de rites, association de symboles, inversion sémantique parfois et ré-interprétation du message christique*[4]*"*.

4-Cité par Verger, voir bibliographie.

Si les raisons de constitution de ces syncrétismes varient, on peut néanmoins faire l'hypothèse que le bouleversement par la domination d'une religion imposée de l'extérieur a sans doute favorisé cela.

Selon Pierre Verger, il se pourrait que *"la fusion entre les dieux africains et les saints catholiques ait été une initiative des esclaves destinée à leur permettre de faire le culte à leurs dieux ancestraux dissimulés sous l'apparence de l'adoration des saints vénérés par leur maître"* sans attirer les foudres de ce dernier.

De même au Sénégal, avec la domination de l'Islam, les Rabs ont été peu à peu assimilés aux djinns afin d'éviter un conflit avec la foi musulmane. Malgré tout, le catholicisme, Islam et les cultes des Rabs et Orisa restent indépendants. Mais, une sorte d'alliance faite de tolérance est établie. Ces religions d'importation ont eu un impact sur le culte des ancêtres. En effet, comme le disent M.C. et E. Ortigues *"les hommes lébou, sous l'influence de l'Islam, tendent de plus en plus à abandonner les pratiques traditionnelles, les cérémonies du Ndoëp n'étant plus animées par la société globale, sont surtout le fait des congrégations féminines ; le maître de cérémonie (ndoëpkat) se trouve être un homme, il s'habille lui-même en femme pour officier*[5]*"*.

5- *voir bibliographie*

Il est à noter que cette pratique est aujourd'hui délaissée de plus en plus, les hommes ne revêtent plus les habits féminins pour officier.

Candomblé et Ndoëp sont deux rituels religieux qui s'adressent et mettent en scène, à travers des danses de possession et autres rites, des puissances appelés Orisa et Rab, supérieures à l'homme et inférieures au Dieu unique.

Ces Rab et Orisa ont donc les mêmes caractéristiques: d'investir la personne élue, d'entretenir des relations d'échange avec les êtres humains qu'ils protègent, contre offrandes et sacrifices. Par là, le Candomblé et le Ndoëp peuvent être considérés comme des rituels d'alliance.

Mais Orisa et Rab présentent tout de même certaines différences. Le premier a un caractère national et est fixé, connu. Le second d'abord « *errant* » est ensuite fixé par le « *Samp* » avant de devenir l'objet d'un culte familial.

Ainsi, comme le souligne Pierre Verger « *la dévotion aux Orisa ne peut être confondue avec le culte des ancêtres qui se fait en Afrique pour la partie de la famille qui ne remonte pas en général au-delà du fondateur du village ou de la maison, c'est-à-dire de la dynastie des propriétaires du lieu habité».*

Cependant n'oublions pas qu'il existe au Sénégal des Tuur (ou Rab fixé) intéressant une région, leur culte pouvant alors être assimilé à celui des Orisa. Malgré tout, le fond de ces deux cultes reste le même : offrandes, sacrifices et louanges à des entités supérieures à l'homme, suivis de danses ou ces êtres cultuels chevauchent les corps des personnes en transe.

RITES D'INITIATION.

6- Cité par P.Bonte, M. Izand

Selon A. Zempleni[6] , "*à la différence des simples rites de passage marquant par exemple, la naissance, la puberté ou la mort, l'initiation consiste à engendrer une identité sociale au moyen d'un rituel et à ériger ce rituel en fondement axiomatique de l'identité sociale qu'il produit. Cette identité à laquelle le rite confère bien souvent la qualité d'une* "vie nouvelle" *est la condition de sa propre reproduction puisque seuls les initiés sont habilités et tenus à effectuer l'opération initiatique. L'initiation est un rite identitaire qui contient donc le principe de sa propre répétition : on ne devient* "monture" *d'Orisa (ou de Rab) qu'en vertu d'une opération dont on ne saurait être l'objet sans en devenir l'agent et inversement.*

Pour l'ethnologie, l'initiation n'est donc, ni un simple rite de transition ni un processus d'apprentissage continu, mais un rite de formation discontinue et inversible de l'individu en représentant une catégorie sociale dont l'attribut essentiel est l'expérience commune et transitive de cette transformation purement culturelle".

Au vu de cette définition, le Candomblé et le Ndoëp peuvent être considérés comme des cérémonies d'initiation. Ils permettent à la personne d'accéder à un nouveau statut, une nouvelle identité sociale et de devenir membre de la congrégation.

Cette initiation est dans ces deux cérémonies structurée en étapes successives formant un tout cohérent. Mais à la différence du Ndoëp, le Candomblé comporte plusieurs cérémonies "graduées" qui vont du minimum d'obligations à faire vis-à-vis de son Orisa, à de véritables rituels initiatiques à visée de formation pour devenir un cheval du dieu. En effet, toutes les personnes ne sont pas autorisées à faire partie du nombre d'élus à travers lesquels l'Orisa immatériel se manifeste aux vivants. Si quelqu'un est appelé à servir de cheval ou du médium au dieu, la première cérémonie n'est que le premier pas sur le chemin d'une initiation plus complète. Dans le Candomblé, il y a donc une distinction entre "un simple" rituel d'apaisement ou thérapeutique et les rituels à des fins didactiques.

Avec le Ndoëp au contraire, la personne malade sert de monture au Rab. Au sortir de la cérémonie, toute personne initiée est donc un Ndoëpkat potentiel.

A présent, nous allons présenter les différentes étapes de ces deux rituels et tenter de mettre en exergue les points communs et leurs divergences.

Tout d'abord, étant des rituels à visée thérapeutique, Candomblé et Ndoëp ne peuvent avoir lieu sans une consultation et un diagnostic préalable à tout traitement.

En effet, le Iyalorisa et le Ndoëpkat, par leurs expériences et techniques de divination, déterminent un investissement par un Rab ou un Orisa et décident de faire un rituel. Ce dernier est donc occasionnel et dépend de l'interprétation que font les maîtres du culte.

La première étape préalable à ces deux rituels est la consultation et le diagnostic. Celui-ci se fait généralement dans les deux cas sur la base de procédés divinatoires à l'aide de noix de cola ou encore, pour ce qui concerne le Ndoëp, de racines ou de cauris. Le diagnostic peut se faire également sur base de rêves ou de visions. Ces divinations constituent dans le Ndoëp le fond du *Seet* (chercher) et du *gisane* (prédire) et témoignent de l'aptitude du guérisseur à entrer en contact avec les esprits.

Dans le Candomblé, ce diagnostic se limite souvent à une interprétation du rêve du malade ou à l'intuition du Iyalorisa qui, à la différence du Ndoëpkat, ne se contentera pas de dire s'il s'agit bien d'un investissement par un Orisa; il nommera l'Orisa responsable.

Ensuite, le Iyalorisa décide s'il a lieu d'apaiser les puissances invisibles par un rituel. La première cérémonie est appelée Bori ou consécration de la tâche à l'Orisa protecteur. Elle se déroule sur deux jours : le premier est consacré aux offrandes à la tête et le deuxième au lavage du collier de perles. Ces deux moments forment le premier stade d'initiation. Faire Bori et consacrer un collier de perles est l'obligation minimale à accomplir envers les Orisa. C'est, faire acte de soumission et également s'assurer de leur protection.

Ainsi, l'*Abiyan* (le novice) peut ne jamais dépasser ce stade s'il n'est pas élu par une divinité pour lui servir de cheval. Dans le Ndoëp au contraire, la personne malade est obligée de passer par toutes les étapes que comprend le rituel, et au terme desquelles elle sera dans tous les cas une initiée.

La première étape est appelée *Saj* ou commencement, elle a lieu un dimanche ou un mercredi, c'est-à-dire la veille du début du Ndoëp, l'acte principal. Le *Natt* (mesure) qui suit, se passe obligatoirement le lundi ou le jeudi, jours des esprits.

Dans le Candomblé, on retrouve l'importance accordée aux jours où ont lieu les actes rituels importants. Tout comme dans le Ndoëp, l'acte principal lié au deuxième jour correspond à celui de la divinité à laquelle est dédié le novice. Le jour de la cérémonie varie parce que chaque divinité a le sien.

L'espace religieux où se déroule la cérémonie diffère. En effet, le rituel du Candomblé a lieu dans le terreiro ou temple de l'Orisa tandis que le Ndoëp se tient dans la maison familiale du malade. Le premier jour, lors de la phase initiale des deux rituels, le malade est déshabillé de ses effets personnels ; il garde dans le Ndoëp un petit pagne autour des reins et, dans le Candomblé il est vêtu de blanc. Il y a donc dans les deux cas, l'idée de débarrasser la personne de ses artifices qui la caractérisent, de tout ce qui contribue à l'individualiser, à la constituer en personnalité "adulte". En effet, elle doit s'ouvrir à une identité nouvelle, et donc mourir pour renaître en "être nouveau". Il y a dans le Candomblé une forte utilisation de la couleur blanche dans cette première phase, symbolisant sans doute la pureté, le dépouillement, la simplicité. Le blanc est aussi utilisé dans le Ndoëp, couleur des pagnes percales[7], lait caillé...

7-Le même tissu est utilisé pour recouvrir le corps des défunts.

N'y-a-t-il pas dans les deux rituels, l'idée d'une régression symbolique au statut d'enfant ? (On verra plus loin que le malade dans le Ndoëp est fortement "materné" par des caresses appelées *raay*).

Ensuite, les maîtres de ces deux cultes vont invoquer les esprits. C'est le *taggu* dans le Ndoëp ou la demande de permission à l'aide de *bak* (louanges) aux grands *tuur*. Le Ndoëpkat et le Iyalorisa, par leurs chants et leurs devises, demandent l'autorisation aux esprits et les invitent à venir sur les lieux de la cérémonie.

Dans la phase suivante, toujours au cours du premier jour, le Iyalorisa va poser des offrandes sur la tête du novice pendant un bref moment.

Comme le dit B. Maupoil[8] en parlant de l'Orisa : "*le caractère essentiel de la divinité semble être sa propriété de posséder celui qui la sert, de lui monter à la tête*". Est-ce pour cette raison que des offrandes sont offertes à la tête ? L'Orisa serait-il "localisé"

8- Cité par P.Bonté, M.Izand, voir bibliographie.

dans la tête ? Si c'est le cas, ceci peut être mis en rapport avec deux étapes du Ndoëp : le Raay (caresses) et le Natt (mesures) du second jour qui démarrent par la tête.

Au cours du Raay, a lieu l'amorce de la descente du Rab mais, à la différence du Candomblé, il y a durant cette phase une forte valence de maternage. En effet, dans le Ndoëp, toujours au cours du *Saj*, le Ndoëpkat prend dans sa bouche du lait caillé mélangé à de la poudre et des racines qu'il crache sur le malade. Suite au *buusu* (cracher, pulvériser sur), le Ndoëpkat va caresser (*raay*) de haut en bas la malade. La descente de l'esprit est amorcée et on prépare la malade à la nomination du Rab. Ce maternage a donc pour fonction de mettre en disponibilité la malade et d'établir un contact intime avec le thérapeute, mais aussi de permettre au corps de présenter un autre état, une plus grande légèreté.

Pendant cette séance, il arrive que la malade nomme son rab et en chante le bak. Une danse clôt cette phase du rituel.

On retrouve également dans la phase du *Natt*, les offrandes et cette idée de faire descendre le Rab. Mais ici s'ajoute l'idée de mesurer le corps du malade investi par l'esprit.

Au cours de cette deuxième étape, le Ndoëpkat amoncèle dans les mains de la personne des racines, noix de cola et argent. Il verse ensuite du mil sur les objets se trouvant dans les mains du malade posées sur un van. Ces manipulations ou mesures se répètent sur toutes les parties du corps. Au cours du *waccé*, troisième partie du *Natt*, une officiante fera descendre trois fois le *van* tout au long du corps du malade en le frôlant et en commençant par la tête. On tente par-là de faire descendre le Rab. On retrouve donc dans le Ndoëp la croyance en un esprit "montant à la tête". Il y a ainsi une valence gratifiante présente dans la pratique du *Waccé* mais encore plus marquée au cours du *Raay*.

Dans le Candomblé, suite aux offrandes à la tête et aux souhaits du Iyalorisa et du malade, le maître du culte passe à la divination à l'aide d'une noix de cola (séparée en quatre) qui déterminera le pronostic. Dans le ndoëp, cela a lieu comme il a été dit plus haut, préalablement au rituel.

La phase suivante est la liaison *ori* (tête) - *igba ori* (calebasse de la tête). Le Iyalorisa prend un des morceaux de la noix de cola et le mâche, mélangé avec du poivre pour donner de la force à ses paroles. Il en dépose une partie sur la tête du futur initié et après avoir pris de l'eau dans la bouche, il vaporise le reste en soufflant dans le bol Igba Ori. La communication mystique est alors établie entre *ori* (tête) et *ibga ori*. Cette manière de faire, même si elle n'a pas la même signification, rappelle étrangement le *buusu,* à part que le Iyalorisa ne crache pas sur la personne malade mais dans le bol.

C'est après la liaison *ori* - *igba* que les premiers sacrifices ont lieu. Avant celui de la première pintade de Guinée, le Iyalorisa s'adresse en chantant à Ogun (Orisa, maître du feu) qu'il faut invoquer par rapport au couteau qui sera utilisé. L'animal est décapité et son sang récolté dans le bol (igba ori). Le Iyalorisa fait sucer trois fois au futur initié le sang du cou de la pintade avant de le marquer du liquide. Dans le Ndoëp, cette phase se déroule lors de la quatrième étape, pendant laquelle on recueille le sang dans le bol. La personne est entièrement recouverte de sang et elle reste ainsi toute une journée. Dans ce rituel, les animaux sacrifiés sont d'abord deux coqs (un blanc et un rouge), ensuite soit un bouc, un mouton ou un bœuf, suivant la gravité du cas. Dans le Candomblé, après la première pintade, il y a le sacrifice de la deuxième ainsi que celui de deux pigeons. Cette fois-ci, la tête, au lieu d'être coupée, est prise entre le gros orteil et les autres doigts du pied avant d'être arrachée. Ceci peut être mis en relation avec le Ndoëp où la personne malade doit sentir les sursauts de l'animal mourant parce qu'étant assise sur le corps.

Ensuite, le Iyalorisa dépose les têtes et les pieds des quatre animaux sacrifiés dans *igba* en y ajoutant les plumes, de l'huile, du sel et du miel. Il dépose ce mélange sur les divers points de la tête et du corps. Il entoure ensuite la tête du futur initié d'un voile blanc en forme de turban et recouvre l'ensemble du corps d'un autre tissu ne laissant à découvert que le visage. Il recommande *"Ne pensez à rien de mauvais, ne pensez qu'au bien"*, il se retire suivi de l'assistance et le futur initié reste seul, veillé par une iyawo.

Dans le Ndoep, une partie des animaux tués est enterrée comme offrande au Rab avec également du *nak* (mélange de mil ayant servi pour les mesures et de lait caillé). Le Ndoepkat, comme le Iyalorisa, dépose sur la tête de la personne un morceau de viscère de l'animal. Le corps du malade est couvert de boyaux de l'animal qu'il garde jusqu'au lendemain. La viande, tout comme dans le Candomblé est consommée au cours d'un repas commun manifestant l'intégration de la personne dans le même groupe.

Dans le Ndoëp, "le sacrifice n'est pas seulement une occasion de rendre hommage aux esprits en lui offrant la face vitale de l'animal, il constitue dans le même temps, une agression menée sur le mode symbolique contre le Rab résidant alors dans le corps de l'animal sacrificiel[(9)]", comme le fait remarquer Didier Michaux. En effet, le Rab, lors du *Bokutu* est transféré du malade à l'animal (4e étape). Lors de cette phase importante qui se déroule après la nomination du Rab, la malade couchée contre l'animal du sacrifice est recouverte de sept pagnes et sept percales symbolisant son enterrement symbolique. Le groupe entier assemblé autour de la malade reprend en chœur les chants (invocation des grands *tuur*) entonnés par le Ndoepkat.

9- voir bibliographie

Après sept *bak*, dès qu'on évoque celui de son Rab, la personne se lève ; c'est le signe de sa guérison, de sa résurrection correspondant au transfert de la maladie dans l'animal, et donc de la libération de son esprit.

Dans le Candomblé, on retrouve une pratique similaire. En effet, après le sacrifice, le Iyalorisa chante et crie deux fois le nom du futur initié qui se lèvera au troisième appel. Il est alors né pour la secte, il peut parler. Il sort ainsi de la passivité qui caractérisait jusque là son attitude face à l'activité du Iyalorisa et du groupe. Il demande la bénédiction du Iyalorisa qui commence symboliquement son éducation d'enfant en lui souhaitant bonne nuit. Dans le Ndoëp, la personne sort de sa passivité lors de la nomination du Rab.

Le deuxième jour du Candomblé correspond au lavage du collier de perles. Au cours de cette seconde phase, la trituration des feuilles permet la purification des mains avant qu'elles ne touchent le collier. Cette étape se déroule comme suit : le futur initié, pieds nus, s'agenouille et tend les mains paume en l'air au-dessus de la bassine. On y dépose alors des feuilles de odundon ainsi que quelques gouttes d'huile. Une braise ardente est apportée et déposée sur les feuilles.

L'usage des feuilles et des bains est très important dans le culte des Orisa car l'axe, face vitale des Orisa y réside. Des bains périodiques sont d'ailleurs donnés aux objets témoins pour renouveler l'axe des dieux. On verse ensuite sur la braise de l'eau et le futur initié laisse tomber les feuilles et la braise dans la bassine pendant que l'assistance chante. Le Ndoep utilise des racines et des bains pour, dans un premier temps, mettre la personne en disponibilité.

Ensuite, après la purification, le Iyalorisa lave à l'aide d'un savon noir les colliers de perles (l'un représentant les couleurs de la divinité auquel le futur initié va être consacré et l'autre la couleur blanche de Osala, divinité de procréation). Une chaîne de fer de Ogun, divinité de la guerre est également lavée. Ensuite a lieu le lavage accompagné de prières de la tête du futur initié.

Suite à ces deux étapes, le Iyalorisa passe au cou du futur initié les colliers des deux divinités et la chaîne de Ogun. Il devient alors *abiyan* (novice). L'usage de collier ne se retrouve pas dans le Ndoëp. Par contre, nous pouvons mettre en lien le lavage des axes avec certaines pratiques se déroulant lors de la phase du *samp* comme les libations de sang et de lait caillé sur les éléments de l'autel (calebasse et pilon). En effet, les igba, calebasses remplacées au Brésil par des récipients en céramique, sont lavés avec l'eau des feuilles triturées et du savon africain et ensuite sêchés avec des linges blancs.

Ensuite, trois sacrifices sont faits : le premier est dédié à Esu messager des dieux afin d'obtenir sa bienveillance, lors du deuxième, à l'intention d'Ogun, le Iyalorisa, retire du cou de l'Abiyan les perles de Sango et les pose dans l'igba de la divinité en contact avec les axes. Le troisième, accompagné de louanges et de chants, est offert à la divinité de l'Abiyan. L'Abiyan ne doit pas voir le sang coulé et il est à nouveau marqué du liquide. Du sang est également versé sur les axes de l'Orisa et sur les vases d'eau qui lui sont consacrés. Ceci se passe également dans le Ndoëp lors du *samp* où les différents éléments constituant l'autel sont recouverts de sang.

A la fin de cette étape de Candomblé, l'Abiyan récupère les colliers et la chaîne de ogun que le Iyalorisa avait enlevé dans la phase précédente. Une liaison mystique est établie entre la divinité, l'Abiyan et le collier : ils ont tous été lavés avec les mêmes bains de feuilles et reçu le même sang, le même mélange d'huile, de miel et de sel.

Le collier de perles n'a de valeur que pour l'Abiyan, tout comme le *xamb* (autel) qui reste la propriété de la personne qui a été soignée par le Ndoëp.

Un repas commun clôture ces deux étapes. L'Abiyan ira prendre un bain d'eau de la trituration des feuilles pour laver le sang et l'huile dont il a été marqué.

Il est passé par la premiere phase de l'initiation, période préliminaire des obligations à accomplir envers les Orisa.

L'Abiyan pourra dépasser ce stade s'il fait partie des élus à travers lesquels l'Orisa immatériel se manifeste aux êtres humains. La deuxième cérémonie du Candomblé ou résurrection marque la rupture du novice d'avec son passé par sa mort symbolique et montre sa naissance dans une vie nouvelle consacrée à la divinité.

Cette mort et la renaissance symbolique se retrouvent dans le *Bokutu* qui a été développé brièvement plus haut mais de façon différente.

En effet, dans le Candomblé, une semaine avant la cérémonie les candidats tombés, parce que, "tués" par l'esprit au cours de danses et de chants seront ressuscités. Dans le Ndoëp, cette mort n'est pas aussi "effective", elle est symbolisée par le recouvrement de la personne et de l'animal par des pagnes. Au cours de ce rituel, des sacrifices de substitution comme dans le ndoep ont lieu. Après avoir frotté, massé et lavé le corps, le Iyalorisa criera sept fois le nom du "mort" (ce qui est comparable au Bokutu). Au dernier appel, le corps frémit et s'agite, la résurrection le ramène à la vie mais ne lui fait pas recouvrer la raison. La personne restera un certain temps (7 à 18 mois) sans personnalité, l'ancienne étant morte. Le candidat est hagard, hébété et ne sait plus parler. Les périodes de prostration alternent avec des moments d'ivresses sacrées où il s'identifie à Dieu. C'est durant cette période d'hébétitude que lui sont inculqués les rythmes particuliers de l'Orisa, ses chants, ses danses et tout le comportement du dieu.

Dès la première sortie, une prêtresse du temple fait l'écho de la divination en indiquant à la famille ce qu'il faut réunir pour la cérémonie suivant le *sundide* ou le baptême du sang. Dans le Candomblé, comme dans le Ndoep, sans l'accord familial, l'initiation de la personne élue pourrait être compromise. En effet, sans le consensus familial préalable, le Ndoëp ne peut avoir lieu. Ce type de rituel coûte cher et demande une grande mobilisation ; le malade ne peut seul le prendre en charge. L'accord familial est donc capital dans ces deux rituels. La quatrième cérémonie du *sundide* a lieu de sept à dix huit mois après la résurrection des novices et lorsque les familles de ceux-ci ont achevé de réunir tout ce qui est nécessaire.

Sundide correspond à la première étape du retour des novices vers leur condition d'homme. Au cours de cette cérémonie, des offrandes sont faites à l'intention des esprits des morts. Les novices lavés, purifiés, le crâne rasé reçoivent, une partie du sang des bêtes sacrifiées pour l'Orisa. Des chants, des louanges et des souhaits accompagnent les opérations.

Cette cérémonie prendra fin lorsque les novices en transe, sont conduits à nouveau dans le couvent. Les sept jours suivant ce "baptême du sang", les novices font des apparitions en public, le corps et le visage marqués de points et de traits blancs ; une plume rouge de la queue d'un perroquet d'Afrique orne leur front. Ils sont couverts de bracelets et de colliers aux couleurs de l'Orisa et sur leurs joues trois traits blancs rappellent les tatouages de leurs ancêtres yoruba.

Le dix septième jour après le *sundide,* a lieu la cérémonie où le novice va révéler son nouveau nom. Il fait trois apparitions successives devant le public avec des vêtements différents, la première fois, avec des vêtements normaux, la deuxième fois avec des habits blanc, et la troisième fois avec des vêtements symboliques de l'Orisa qui est incarné dans le corps du novice.

Le Iyalorisa donne alors le nom du nouvel *iyawo*. Les trois vêtements symbolisant, le premier la vie de tous les jours, le deuxième le passage sous l'influence de la divinité de la création et le dernier, le dieu incarné.

La fin de l'initiation est marquée par la cérémonie où les *iyawo* se livrent symboliquement à toutes les activités de la vie courante. C'est une fête censée refaire l'éducation complète des nouveaux initiés et leur permettre de se comporter normalement. La famille doit racheter les *iyawo* à l'Orisa en remettant une somme déterminée par la divination aux responsables du culte.

Malgré leurs dissemblances, nous avons pu relever dans ces deux rituels d'initiation certains points communs. Le Candomblé et le Ndoëp sont organisés en étapes successives cohérentes : ce sont des ensembles d'actions constituant une suite de moments enchaînés dans un ordre déterminé.

Au cours de ces différentes étapes, on retrouve les mêmes éléments organisateurs,le retour symbolique au statut d'enfant représenté par le dépouillement du futur initié et sa passivité face aux manipulations verbales et physiques des maîtres du culte, sa mort et sa renaissance symboliques figurant le passage de la personne à un autre statut. Ce dernier se trouve mis en valeur dans le Candomblé par la perte de l'ancien nom et l'imposition d'un nouveau, et dans le Ndoëp par l'enterrement symbolique et l'apparition de la personne au huitième bak. L'importance de la symbolique (emploi des couleurs blanche et rouge, utilisation des chiffres 3 et 7), comme la présence également des invocations, de la musique et des chants à l'intention des esprits, des sacrifices et des offrandes aux invisibles afin de s'assurer leur bienveillance sont à souligner. La participation et les encouragements de l'assistance (cérémonies publiques). Le poids de l'accord familial, les rituels d'alliances et de possession, les sacrifices, le sang sur le corps apparaissent eux aussi décisifs. La différence essentielle qui réside entre ces deux rituels est la non connaissance au départ du rab qui malmène la personne dans le Ndoëp. Il y aura donc deux étapes importantes dans ce rituel qui ne sont pas présentés dans le candomblé :

La nomination, le "*samp*" (élévation de l'autel, fixation de l'esprit) : lieu où l'élu fera désormais des offrandes, signe de l'alliance établie. Dans le Candomblé, les divinités étant connues et déjà fixées, l'autel ne devra pas être constitué à la fin de la cérémonie puisqu'il est déjà érigé dans les "*péji*".

De plus, ces deux rituels n'ont pas la même valeur initiatique. En effet, tout individu ne deviendra pas forcément un initié dans le Candomblé, à la différence du Ndoëp.

Dans le Candomblé, la formation initiatique, pour devenir *iyalorisa* est longue, très hiérarchisée et organisée en étapes ; elle est ouverte seulement aux élus des Orisa qui leur servent de montures. Ainsi, si l'Abiyan est élu, il devra passer par une longue initiation au cours de laquelle d'autres cérémonies auront lieu ainsi que des retraites qui lui permettront d'acquérir le comportement traditionnel de l'Orisa.

Ces différentes cérémonies lui permettront de monter progressivement les échelons : d'"*abiyan*" il passera à "*yâo*" et ensuite, après sept ans par la cérémonie "*dekà*" qui dure vingt et un jours, "*yaefun*" puis "*yateni*" et encore "*yakerê*" terminer ensuite "*yalorixià*".

Contrairement au Candomblé, toute personne ayant été initiée par le Ndoëp est une officiante potentielle. Ainsi, un certain nombre de "*talibé*", élèves, anciennes possédées, désirant accéder au statut d'officiante, servent d'assistantes pendant les rituels. Elles suivent tous les déplacements du groupe de thérapeutes, s'initiant peu à peu à la technique. Les Ndoëpkat[10] forment donc des groupes congrégationnels appelés "*kër et mbotay*" (assemblées souvent de femmes), qui comportent des niveaux hiérarchiques correspondant aux connaissances héritées des esprits acquises par apprentissage.

10-*Le Ndoëp a été longtemps une "histoire de femmes", le seul homme qu'on y voyait était Daouda Seck. Ce Ndoëpkat s'habillait d'ailleurs en femme pour les cérémonies. La présence masculine s'est développée depuis une dizaine d'années. La personne qui est en lien avec le "rab" est surtout de sexe féminin, l'élection se faisant par le "mène"(la sève maternelle) donc de la mère à la fille ou à la soeur, cousine, tante..etc*

RITES DE POSSESSION ET RITES THÉRAPEUTIQUES

Selon J. P. Olivier de Sardan , *"le principe de base de la possession est le même partout : dieux, esprits ou génies, qui constituent souvent une sorte de panthéon anthropomorphique plus ou moins structuré, "investissent" le corps d'un être humain le temps d'une transe, en général lors d'une cérémonie organisée à cet effet. Le "possédé", le "médium" (souvent considéré dans sa propre société comme le "cheval" du dieu qui le "chevauche" ou comme son "époux"), adopte alors le comportement qui est censé être celui du dieu en question. Les dieux constituent ainsi une sorte de répertoire du rôle, et la possession, c'est pour un sujet le fait de s'"incorporer" au sens strict, un rôle donné, autour duquel il improvise en état de transe (c'est-à-dire un "état alterné de conscience"). Tout le temps que dure la possession, le sujet n'est plus lui - même, il "est" le dieu, et s'il arrive que pendant la transe il parle, c'est le dieu qui parle par sa bouche. La fin de la transe, c'est le départ du dieu : le sujet, prostré, redevient lui-même et ne se souvient plus de rien*[11]*."*

11-Cité par P.Bonté, M.Izand, voir bibliogrphie.

Le Candomblé et le Ndoëp comprennent tous les deux des danses de possession au cours de séances publiques qui représentent l'expression collective du culte des Orisa et des Rab. Si on retrouve dans les deux rituels l'idée que la personne en transe devient Orisa ou Rab, l'identification imaginaire du possédé au personnage de l'esprit est beaucoup moins élaboré et conséquent dans le Ndoëp. Les contours des personnages sont flous, la codification des conduites, les parures et attributs du rab sont pauvres. Ceci est la conséquence, selon Zempléni, d'un effritement de la mythologie et de la cosmologie.

Au contraire, dans le Candomblé, la personnalité du dieu est très caractéristique et il y a un véritable apprentissage, au cours de l'initiation, des éléments personnels du dieu afin que le médium puisse être à la perfection. En effet, durant la période d'hébétitude (voir chapitre initiation), on inculque au novice les rythmes particuliers de son Orisa, ses chants, ses danses et tout le comportement du dieu.

Les séances publiques de danses de possession débutent dans le Ndoëp lors de la sixième étape (2ème jour) et se déroulent durant tout le temps de la cérémonie. La prétresse(10) commence par délimiter l'espace du Rab à l'aide d'une corne et c'est à l'intérieur de ce cercle que les personnes en transe danseront, transportées par le "bak" de leur Rab.

Les phénomènes de transe dans le Candomblé se déroulent lors d'une initiation plus complète c'est-à-dire à partir de la deuxième cérémonie. Comme dans le Ndoëp, on retrouve la même délimitation d'un espace. Mais ici, celui-ci est un rectangle tracé à l'aide de quatre traînées de couleurs :

la première, jaune, faite de farine de maïs mélangé d'huile, la deuxième, blanche, de farine de maïs, la troisième est une traînée de noir fumé, la quatrième, ce sont des grains de maïs et des haricots.

Dans ces deux rituels de possession, la musique joue un rôle très important. En effet, le tam-tam ou les tambours jouent les rythmes de l'esprit immatériel. La musique dans ces deux cérémonies sert donc à identifier le dieu qui cherche à communiquer avec les personnes participantes et à les investir.

Elle consiste à jouer un air qui plaît au dieu ou à l'esprit et qui favorise ainsi sa venue. C'est donc une invitation, un appel. Mais, les sons et les rythmes, d'après G. Rouget, *"n'agiront pas d'eux-mêmes en faisant fonction de drogues qui engendraient quasi automatiquement leurs effets"*. Selon cet auteur, *"la musique de possession est extravertie, violente, tambourinée, dansante, facile. C'est le langage musical de tous les jours. La musique de possession n'est pas du tout une musique extraordinaire qui a la vertu de mettre en transe. La vertu de cette musique de possession réside non pas dans ses caractères musicaux mais dans ses paroles. Les paroles qui apostrophent le dieu, la personne (bak dans le ndoëp et oriki dans le candomblé) et dans une langue convenue généralement et très peu comprise des gens qui ne sont pas initiés au culte. Ce sont donc ces paroles qui fonctionnent, et non l'aspect exaltant de la musique"*. Nous ne partageons pas cet avis car les rythmes musicaux des danses de possession restent particuliers, uniques, reconnaissables de loin. Le son parle comme la bouche et peut avoir un effet certain sur la personne (cas de la 1ère phase « *Saj* ou *Ngomar* » dans le Ndoëp) .

Malgré le caractère impressionnant de la possession, elle ne peut être considérée comme l'élément essentiel de ces deux rituels car elle constitue plutôt un rapport, une communication au dieu ou à l'esprit parmi d'autres.

La possession n'est donc pas le seul mode de manifestation des esprits. Malgré tout, beaucoup d'auteurs ont été frappés par cet aspect spectaculaire de la cérémonie et lui ont donné de nombreuses interprétations. Ainsi, Nina Rodriguès qui introduisit la médecine légale à Bahia, assimilait l'état de possession de l'Orisa à un somnambulisme provoqué, avec dédoublement de la personnalité. De telles interprétations en fonction de l'anormal et de la psychopathologie sont multiples.

Cette expérience est considérée par un grand nombre de gens comme parfaitement normale. Roger Bastide parle de phénomène normal, "divine" le résultat de la pression sociale sur l'individu. En effet, dans ces deux cérémonies rituelles, la possession est interprétée comme une visite de "politesse" faite par le dieu ou l'esprit, d'une certaine manière, pour ne pas se faire oublier. Elle est ainsi considérée comme un événement bénéfique tout à fait naturel.

Au delà de la pression sociale, Bastide s'interroge sur la possibilité qu'a la transe de jouer un rôle d'équilibre. Dans cette optique, le Candomblé et le Ndoëp auraient un rôle cathartique, une sorte de cure psychanalytique jouée, une cure motrice. Bastite compare le candomblé au psychodrame de Moréno, tout comme le fait Collomb pour le Ndoëp.

La personne possédée se délivrerait de ses conflits, de ses complexes et de ses tendances cachées en les extériorisant à travers des danses de possession qui empêcheraient les conflits inconscients de fleurir en symptômes névropathiques.

12- voir bibliographie

Pour M. C. et E. Ortigues[(12)] *"l'effet thérapeutique des rites de possession peut être obtenu sans recours à la danse"*. En effet, par l'élévation de l'autel (*le samp*), le ndoëpkat va concrétiser matériellement les liens unissant le malade et son Rab. Comme le fait remarquer Ortigues, *"le samp opère une double transformation : il agit à la fois sur l'être surnaturel et sur l'homme. En donnant un nom à l'être surnaturel, l'homme rend la puissance surnaturelle apte à recevoir un culte ; en choisissant de posséder qui elle veut pour en extraire son propre nom, la puissance surnaturelle fait participer l'individu à l'acte qui fonde la vie religieuse de tout le groupe"*. Ainsi, au delà du rôle d'exutoire que peut avoir la danse de possession, il semble que les procédés symboliques utilisés dans le Ndoëp et dans le Candomblé sont les premiers responsables des effets bénéfiques de ces deux rituels.

La danse de possession n'est pas l'élément essentiel dans le culte des Orisa et des Rab, même si son caractère spectaculaire peut le laisser croire. C'est une des formes de communication avec les dieux. Dans cette optique, il s'agirait plutôt d'une visite de courtoisie du dieu faite à la personne qu'il a choisie et montrant, par là, que la relation entre le monde humain et surnaturel a toujours cours. Ce phénomène considéré par les adeptes du Ndoëp et du Candomblé comme parfaitement normal et naturel est valorisé et même encouragé.

Par conséquent, les interprétations occidentales en terme de normal et de pathologique demeurent très simplificatrices. Il en est de même pour celles qui y voient un simple exutoire des exclus, des minorités qui compenseraient leurs frustrations le temps d'une danse, en s'identifiant à la personnalité valorisante du dieu ou de l'esprit. Ces tentatives d'explication sont en contradiction avec les significations données dans ces deux cultures. Ceci est sans doute à mettre en relation avec le fait que ce genre de phénomène a quasi disparu dans les sociétés occidentales à l'exception de l'Italie méridionale (tarentulisme).

CONCLUSION.

Les chapitres développés tout au long de ce travail ont mis en relief des éléments comparatifs entre le Ndoëp et le Candomblé. Cette démarche a permis de relever les similarités et les différences existant entre les deux rituels qui sont des rites religieux, d'alliance, de thérapie, d'initiation et de possession.

Les différences renvoient aux éléments culturels propres à ces deux cultures c'est-à-dire aux aspects, cosmologiques, panthéon divin fixe et connu au Brésil (le culte des Orisa est national). Impossibilité de répertorier les « esprits », qui sont multiples au Sénégal, historiques. Le culte des Orisa a été importé d'Afrique du fait de l'esclavage, et des conditions, et sociales, politiques, etc...

Aussi, ce travail semble bien réducteur face à la multiplicité des éléments comparatifs. C'est pourquoi il a été intitulé essai de comparaison. Il représente donc une tentative de mettre en rapport deux cultes africains sans prétendre pour autant faire le tour.

L'UNESCO par le biais de sa division des projets interculturelles, a initié un projet appelé « *La Route de l'Esclave* ». Nous travaillons, depuis quelques années sur un sous-thème intitulé « *Les Esprits sur la Route de l'Esclave* ». Nous avons en effet, constaté plusieurs similitudes entre les pratiques religieuses et thérapeutiques existant dans les pays d'origine des esclaves et dans les ports (escales) esclavagistes.

L'hypothèse que les esclaves ont pu supporter cette lourde souffrance que furent la transplantation et le risque de perte d'identité omniprésente ne se soutient que grâce aux rabs.

C'est pour nous tout à fait vérifiable à travers le syncrétisme élaboré et tous les points de ressemblance avec le Ndoep évoqués dans cette étude. Les références mythico-religieuses et les fondements socio-culturels auront été déterminants pour la survie de ces hommes-esclaves.

Le Candomblé au Brésil, la Santeria à Cuba et le Vaudou à Haïti en sont des exemples irréfutables.

^^^^

BIBLIOGRAPHIE

Pierre Bonte - M. Izaid : *Dictionnaire de l'ethnologie et de l'anthropologie, PUF (Paris), 1991*

Henri Collomb et P. Martino. *"La possession chez les lébous et les wolof du Sénégal. Sa fonction de régulation des tensions et des conflits". Bulletins et mémoires de la Faculté de Médecine et de Pharmacie de Dakar, 1968. TXVI, 125 - 131.*

Didier Michaux : *La démarche thérapeutique du ndoëp. Ndoëp et semage. Psychopathologie Africaine, 1972, vol. VIII, 1, 17 - 57.*

Marie Cécile E. Ortigues, *Oedipe Africain. L'Harmattan Edit, (Paris) 1984, 3ème édition.*

Gilbert Rouget : *La musique et la transe. Recherche, Pédagogie et culture, Musique d'Afrique et de l'Océan Indien, Janvier - Avril - Juin 1984 N° 65/66.*

Pierre Verger, *Notes sur le culte des Orisa et Vaudou à Bahia, la baie de tous les saints, au Brésil et à l'ancienne côte des esclaves en Afrique, Mémoires de l'Institut Français d'Afrique Noire N°51, 1957.*

Andras Zempleni et Henri Collomb : *Psychodrame et Ndoëp. Rites de possession chez les lébous et les wolof du Sénégal. Premier congrès international de psychodrame. Paris, 31 Août - 3 Septembre 1964.*

Andras Zempleni : *La dimension thérapeutique du culte des rab : ndoëpn tuuru et samp. Rites de possession chez les lébous et les wolof. Psychopathologie Africaine, 1966, II, 3, 295 - 439*

Pierre Verger : *Syncrétisme. Recherche, pédagogie et culture, Afrique et Brésil, Oct. - Nov. - Déc. 1983 - N° 64.*

Essai de comparaison entre Ndoëp et Candomble,
rites religieux et thérapeutiques.

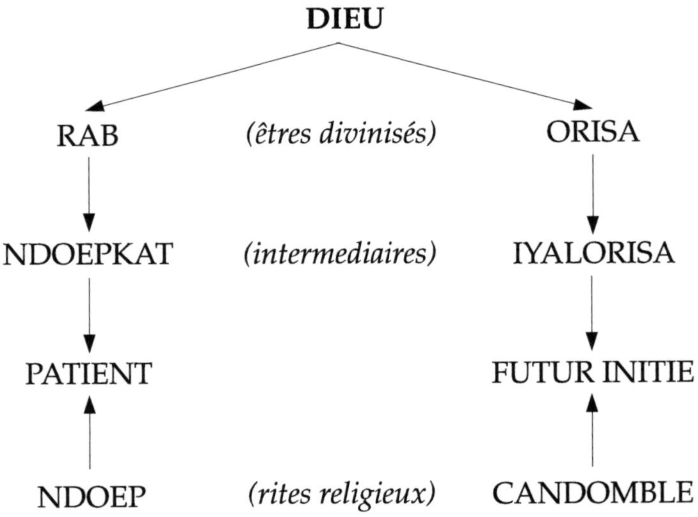

« *La fusion entre les dieux africains et les saints catholiques (seraient) une initiative des esclaves destinée à leur permettre de faire le culte à leurs dieux ancestraux dissimulés sous l'apparence de l'adoration des saints vénérés par leur maître, sans attirer les foudres de ce dernier* ». P. Verger

Au Sénégal, avec la domination de l'Islam, les rabs ont été peu à peu assimilés aux djinns afin d'éviter un conflit avec la foi musulmane.

Cadre religieux.

NDOEP ←	Dieu unique	→ **CANDOMBLE**
RAB	Etres divinisés	ORISAS
	Rituels d'apaisement des dieux.	
NDOEPKAT ←	*Intermediaires entre hommes et êtres divinisés.*	→ IYALORISA
	Cérémonie d'initiation.	
	Mort et renaissance symbolique.	
	Offrandes, sacrifices et louanges.	
MATERNELLE ←	*Transmission héréditaire.*	→ PATERNELLE
	Alliance et protection.	
	Rupture contrat = maladie.	
	Lien, relation, réparation.	
ISLAM ←	*Syncrétisme.*	→ *CHRISTIANISME*
Djinns, anges, diables. ←	*Assimilation.*	→ Sainte vierge.

Cadre d'initiation.

NDOEP | **CANDOMBLE**

ETAPE 1

obligatoire ◄ *Accord famille* ► *Recommandé fortement.*

Consultation - Diagnostic.

Interprétation

Procédés divinatoires, contacts esprits.

NGOMAR ← **ETAPE 2** → **Bori** -Le processus
Suite obligatoire. peut s'arrêter si
Abiyan n'est pas élu.

Petit pagne blanc ← Effets personnels retirés → *Vêtu de blanc*

ETAPE 3

Demande d'autorisation

Vase sur la tête ← Tête → *Igba-ori*
(callebasse sur la tête)

Corps caressé, massé.

Lait et poudre de racines ← Mixture crachée sur le corps → *Cola machée et eau*

Couleurs blanche et rouge.

Chiffre 7 et 3

ETAPE 4

Poulets,boucs, boeufs.	Immolation animale	*Pintades, pigeons.*
Anda (bol).	Sang recueilli	*Igba(bol).*
Enduit sur le corps, sang bu.	Sang	*on Suce le sang du cou et corps marqué.*
Boyaux	Corps couvert	*Voile blanc et tissus.*
	Viande consommée par tous	
Couché avec l'animal.	Mort	*Couché.*
Se lève après 7 chants.	Renaissance	*Iyalorisa crie 7 fois le nom.*
Racines et mil dans la paume.	Purification des mains	*Feuilles odundou et huile dans la paume.*
Calebasses et pilons.	Lavage avec le sang.	*Axes de l'orisa et vases.*
Xamb (autel)	Symbole matériel.	*Collier de perles.*
De l'autel pour enlever le sang.	Bain d'eau.	*De feuilles pour enlever le sang, l'huile et les boyaux.*

Rites de possession et rites thérapeutiques.

NDOEP		CANDOMBLE
	Danses de possession.	
	Transes.	
RAB	◄ Chevauchée par l'esprit. ►	ORISA
	Séances publiques.	
Corne.	◄ Délimitation par: ►	4 trainées de couleur.
Tam-tams.	Musique	Tambours.
	Chants des esprits	

Différences.

NDOEP		CANDOMBLE
Lignage, famille.	DESTINATAIRE.	Ensemble du pays.
Identifié, nommé et fixé. ◄	Esprit	► Déja connu.
Autel famillial. ◄	Espace	► Terreiro, temple pour la région.
Environ 1 mois. ◄	Durée initiation	► Plusieurs années.

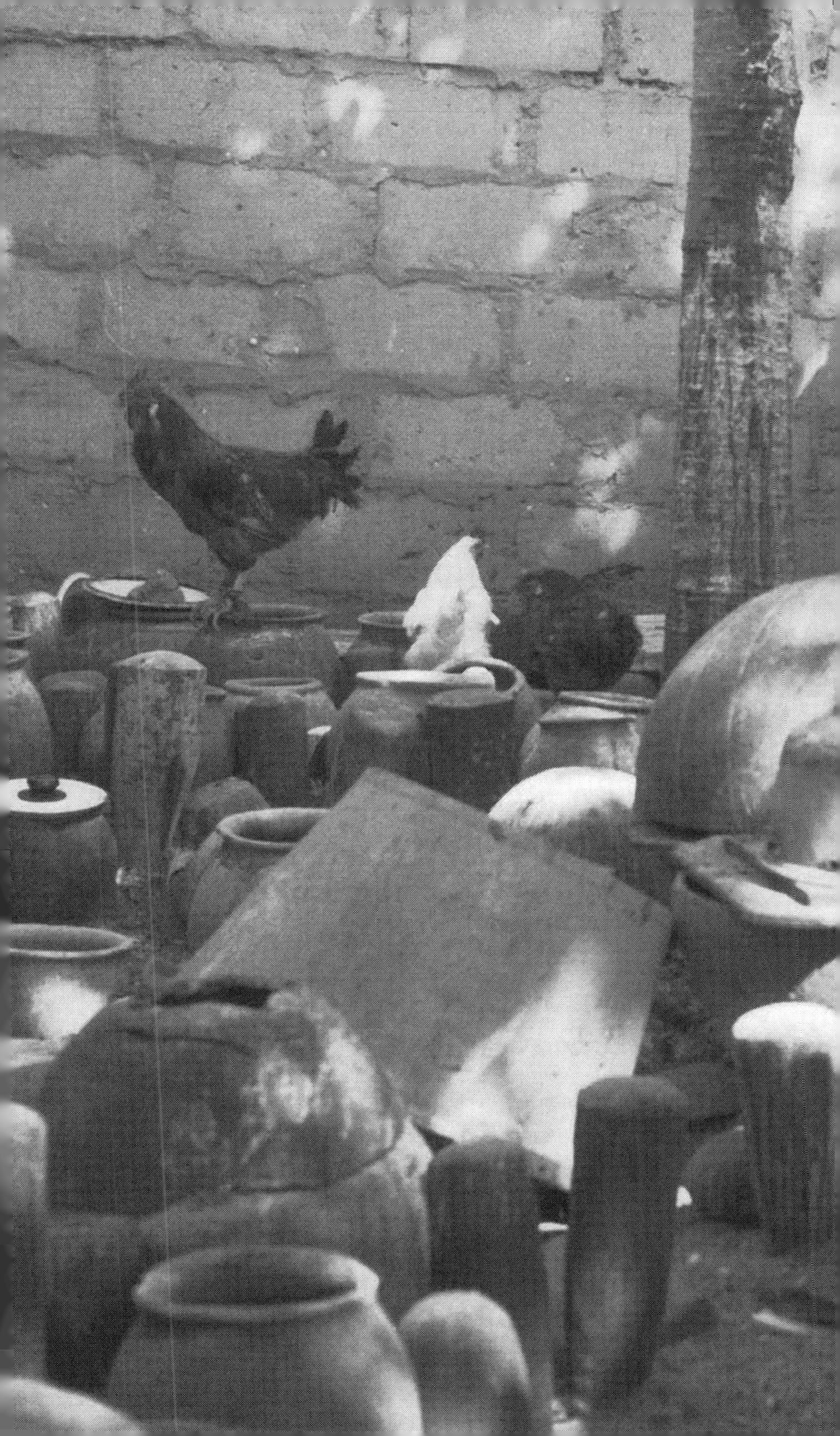

Possession et savoirs.

Collectif Grappaf.

F *luctuat nec mergitur.*

C'est ce que Freud souhaite à la psychanalyse lorsqu'en 1914, il écrit "*Contribution à l'histoire du mouvement analytique*" pour serrer ce qu'est cette expérience et maintenir sa consistance contre les impasses où certains analystes risquaient de la faire échouer.

A l'époque, Carl-Gustav Jung entendait en effet retrouver des itinéraires apparemment plus faciles que ceux où il refusait de suivre Freud.

Plus précisément, je dirai qu'à l'expérience freudienne d'un "faire"avec le sujet parlant aux prises avec une sexualité et un réel hétérogène au langage, expérience plus voisine d'un art rigoureux que d'une théorie de savoir constitué, C.G. Jung préférait des ambitions plus vastes, jugées par lui plus nobles. Avec sa *"psychologie des profondeurs"* il entendait édifier un système éthico-religieux.

Freud fonde la flotabilité de l'expérience analytique sur le refus de la prétention à donner une théorie des contenus de la vie psychique "en général". Une telle théorie ferait échec à la mise en évidence des mécanismes inconscients.

Voila qui est bien fait pour décevoir des amateurs de spéculations ou d'initiations occultes.
La psychanalyse ne se construit comme savoir que sur la particularité de chaque cas, pris " un par un". Dans ces cas particuliers, ce sont les impasses, les ratages du symptôme dont elle déduit une structure. Freud reste rivé à l'analyse littérale de ces formations langagières que sont les *"formations de l'inconscient"*, et qui truffent notre vie quotidienne.
Ainsi ce que nous montrent ces formations de l'inconscient que sont le *"lapsus,"* le*"mot d'esprit"*, le *"rébus"*, *"rêve"*, le *"symptôme"*, c'est que la pensée se noue, se rature, s'oublie et se construit suivant des noeuds de langage, au carrefour des sons et des mots qui se croisent, se disloquent, se recomposent, s'équivoquent.

Incapable de créer une conception du monde, la psychanalyse dit S.Freud se légitime d'une autre garantie que les réflexions se réclamant de la recherche d'un contenu ésotérique et d'un sens ultime.
Freud s'en tient à ce que la clinique lui enseigne et n'en dévie pas.
Il n'en dévie pas parce qu'il ne se départit pas de la rigueur d'une démarche scientifique.
Il y a pourtant là une difficulté de taille: la psychanalyse traite de l'effet subjectif, de ce que la science, rejette radicalement.
Pour Freud, et à sa suite J.Lacan, l'inconscient a une cause, dont les bords de l'impossible atteinte scientifique peuvent cependant s'écrire en termes respectant une consistance mathématique et mettant en jeu des mécanismes rigoureusement constructibles.
Dans l'entrelacs des mots et des arrangements sonores qui tissent la réalité de l'être les formations de l'inconscient enserrent la fiction d'un

"objet perdu". Il s'agit d'un "manque à être"consécutif à l'entrée de l'être vivant dans le langage. Cet objet perdu est, pour chaque sujet parlant, sa marque particulière et irréductible, "la cause" de son désir.

La relation du sujet à l'Autre, sous la rubrique de l'énigme du névrosé. peut se formuler dans la question *"que me veut-il ?"* Elle peut avoir aussi la forme de la certitude du psychotique qui *"sait"* que cet Autre tout puissant fait de lui l'objet de sa jouissance.

Rivé à la figure de l'Autre, possédé par le langage, le sujet cependant veut savoir.
Ce qui fait la dignité du névrosé dit Lacan est le fait de vouloir savoir ce qu'il y a de réel dans l'effet du langage qu'il subit.

La cure analytique n'est pas la seule réponse, la seule façon de construire et de faire jouer un savoir sur ce réel des cultes de possession permettent également la constitution d'un savoir qui comme celui mis en jeu par la psychanalyse, ne relève pas de l'occultisme mais d'une rationnalité rigoureuse. Ainsi, la pratique du *Ndoëp* vise l'identification de l'esprit ancestral, sa réintégration dans l'histoire transmissible du possédé, et permet son intégration dans la communauté après repérage de la lignée.

Dans les cultes *Vodun* et *Orisha* des Fons, Yoruba et Goun, il s'agirait d'un esprit spécifique au groupe familial et se transmettant de façon patrilinéaire. Le culte assure l'humanisation après reconnaissance de l'esprit. La possédée peut ainsi se situer par rapport à cet *"Autre inoubliable"* dont l'identification lui permet de prendre rang dans la structure familiale et la communauté. Elle le fait par des mécanismes objectivables qui intègrent, organisent les traits prélevés sur cet esprit par lesquels il s'est fait identifier. A une possession sauvage, correspondant au retour pathogène de l'énigme non cadrée du sujet, le *N'Doep* va répondre par la constitution d'un savoir qui s'organise.

Identifié, l'esprit est localisé en un lieu approprié où le culte lui sera rendu. Ce qu'il pouvait vouloir obscurément, de l'être du sujet, dans la succion de son sang et l'envahissement corporel morbide se trouve focalisé et identifié.
Cette opération permet à la possédée de condenser les effets de la jouissance que l'*Autre* pouvait tirer d'elle et de lui trouver un lieu de culte. Il s'agit d'un autel domestique dans le cas du *Ndoëp*, d'un autel lignager dans celui, plus complexe, du *Vodun* ou de *l'Orisha*. Dans ce dernier cas, l'esprit peut à la fois être fixé sur l'autel, et venir investir la tête des initiés, des femmes qu'il chevauche, aux temps précis de renouvellement du rite.
L'accent se trouve mis sur le point particulier où le trait d'identification prélevé sur l'esprit le décomplète de la jouissance indicible qu'il pourrait tirer de sa monture. Cela permet en même temps à l'initiée d'organiser matériellement, en une mécanique précise le rite par lequel elle trouve sa place.
On comprendra ainsi comment, à l'inverse de la possession occidentale, les rites africains, en permettant la constitution d'un cadre autour de la question *"que me veut l'Autre"*, sont appelés à se répéter dans une périodicité répondant à un calendrier de la communauté (les lundi et jeudis sont jours du culte pour le Ndoëp).
La répétition du culte réitère cette fonction de cadre pour l'*Autre,* qu'il ne s'agit pas d'exorciser

ou de supprimer, mais dont il faut focaliser, et ordonner la fonction organisatrice.

Il s'agit d'assujettir l'initiée à ce savoir qui convertit le risque pathologique de la dévoration par l'Autre en un savoir ritualisé.
Le recours à l'animal de sacrifice permet de fournir un support matériel pour effectuer concrètement une opération de retournement.
La "coupure" sur le corps de la possédée, dans chaque rituel, est le point de départ de cette opération, où, comme un doigt de gant, la partie interne de l'animal va se retrouver interne, en face externe sur la possédée.
L'échange de positionnement des tissus blancs et noirs marque cette opération. Après l'incision sacrificielle sur l'animal, le tube digestif de celui-ci se trouve en même temps être retourné et coiffer la patiente, face interne vers l'extérieur.

Entre le moment de la possession pathologique où la patiente est submergée par la demande inarticulable du *Rab,* et le temps de possession où elle se repère par rapport au cadre des *Tuur,* l'opération s'est faite autour de la coupure du *Xar* et de l'incision sacrificielle. Le retournement matériellement objectivable des deux corps, à donné son efficace à l'identification du *Rab.*
L'objet que l'*Autre* obscurément demandait, se retrouve, par cette opération, équivaloir, à la fiction visée dans le rite.

L'INVERSION DES DISCOURS.

Lacan, reprenant la question freudienne du rapport énigmatique à la demande de l'*Autre* primordial, met en évidence le retournement par lequel cet objet de la demande se retrouve en position d'objet du désir pour le sujet.

Quel sens prend le terme d'objet du désir du sujet ?
Chez Freud, il est causé par le manque dans le réseau des signes.
Ici, dans le culte Wolof, il est mis en scène par le rite qui laisse la place vide d'un objet qui malgré la force de sa présence invisible n'est que fiction.
Le *Ndoëp* inscrit le retournement sur le corps de la malade et sur celui de l' animal de sacrifice.
La psychanalyse construit l'opération d'identification dans la matérialité du langage, avec des processus linguistiques repérables dans le discours.
Le *Ndoëp* et la psychanalyse recouvriraient-ils la même expérience?
Certainement pas, si l'opération concrète qui permet à la malade de construire un savoir là où se déployait la demande inéffable de l'*Autre,* est construite à partir des mêmes éléments par la psychanalyse, il faut souligner que la place de ces éléments est radicalement différente d'une expérience à l'autre.

Ces éléments peuvent se repérer de la façon suivante.
1) Par la référence à un objet irrationnel qui manque dans le langage pour l'analysant et correspond à une présence invisible dans le rite.
2) Le sujet "décomplété" de cet objet et "barré par le langage"se trouve "divisé" dans son savoir.
Quel est l'esprit qui à son insu, l'anime ?
3) Le repérage du "signifiant maître" par quoi l'*Autre* manifeste sa présence et aliène le sujet.
4) Enfin par un savoir qu' élabore le sujet dans l'expérience rituelle qui met en scène, invente un objet fictif et pourtant bien "réel" par le poids de sa présence.

Objet réel, bien qu'invisible -(a), la psychanalyse le dit "inspécularisable", sujet divisé -($), signifiant-maître-($S^{1)}$ aliénant le sujet, savoir -($S^{2)}$.
Le rite s'inaugure du signifiant- maître -(S^{1})qui est le moteur, l'agent de l'opération, tandis que la fiction de la présence(réelle) invisible de l'objet -(a) constitue son produit .
L'expérience analytique, considère "l'objet perdu" du langage comme l'agent. Tandis que le signifiant-maître est la production visée.
Si, dans les deux cas, il s'agit bien d'une élaboration de savoir autour de l'objet, les places de l'objet n'y sont pas équivalentes.
Dans le rite, la production d'un objet invisible libére le sujet du poids du signifiant-maître qui l'aliène.
Cause de son désir et de sa parole pour l'analysant, l'objet perdu, le manque à être est ce qui, à l'inverse, inaugure son entrée dans la cure.

Nous avons affaire a deux mécaniques différentes de discours, qu'une même attente de production de savoir alimente.
Que l'hystérique souffre de ce manque à être et que S..Freud ait eu le génie de le rapporter à un impossible recouvrement du réel du sexe et du langage, voila ce qui inaugure le discours de la psychanalyse, envers du discours du maître.

Rubrique Arts africains

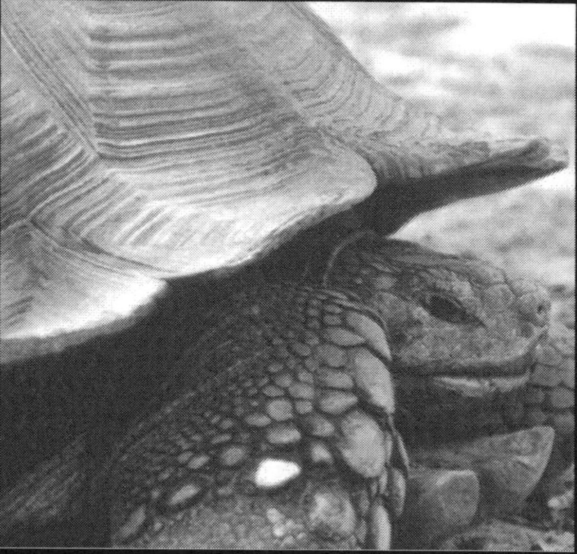

La tortue est un animal
hautement symbolique.
Chez les Dogons elle est
"la gardienne du monde",

Art-thérapie, Poésie.

*Avec Z. Grobli ! **

Sigmund Freud avait décrit l'acte de l'artiste en fonction de son expérience psychanalytique en ces termes :

"Les forces pulsionnelles à l'oeuvre dans l'art sont les mêmes conflits qui poussent à la névrose d'autres individus, ...".

"L'artiste aspire d'abord à l'autolibération et fait partager celle-ci, par l'intermédiaire de son oeuvre, aux autres hommes qui souffrent des mêmes désirs réfrénés. Il représente sans doute ses fantasmes de désir les plus personnels comme accomplis, mais ceux-ci ne deviènnent oeuvre d'art que par un changement de forme qui atténue le choquant de ceux-ci, en dissimulant l'origine personnelle et offre aux autres hommes, par le respect de règles esthétiques des primes de plaisir séduisantes"(1)

1-S.Freud, "Résultats, idées, problèmes". Paris Puf, p 210.

L'art forme un royaume intermédiaire entre la réalité qui interdit le désir et le monde imaginaire qui réalise le désir, et dans lequel les aspirations de toute puis-

sance de l'humanité primitive sont restés pour ainsi dire en vigueur."(2)

2-Animisme, magie, toute puissance des pensées. Férenzi, Imago, II, I, 1913.

*Mr. Z. Grobli , est né en 1939 à Gagnoa, psychanalyste et art-thérapeute, il est peintre et musicien. Il réside et exerce en Côte d'Ivoire.

Les patients que Z.Grobli* traitent en art-thérapie se caractérisent par une dominance des pulsions de destruction ou par l'envahissement par des phénomènes de jouissance. Ce sont dit-il des personnalités fixées à l'expérience d'un Autre totalitaire ou à l'image de"*la mère phallique*", avec laquelle ils entretiennent des relations fantasmatiques de type conflit-duel.

Le but de l'art-thérapie sera de s'introduire au sein de ce conflit-duel, pour structurer le sujet en l'introduisant au symbolique.

La technique du grattage est un simulacre de destruction où le sujet est mis à l'épreuve d'une jouissance sadique à minima.

"Ici ce sont le grattage, le frottage, l'arrachage, le lavage, le ponçage,...etc. "

La finalité de cette démarche est de permettre au sujet de se distancier de la nécessité de destruction grace à une réorganisation du rapport à l'objet et au manque.

La répétition de cette opération et l'attitude de compréhension du thérapeute tendent dans une sorte de mouvement de *"Fort-da"* d'aménager ce rapport par des constructions "du symbolique".

Dialogue avec les beaux gestes

C'est la production des formes
leur nomination et
leur intériorisation
qui ont différencié l'homme
des autres animaux.
L'homme n'est donc l'homme
qu'à être structuré par le langage
et la non-maitrise
voir la non-existence
de la parole intérieure
sont des facteurs de
perturbation de la personnalité
et même de remise en cause
du statut d'être humain.

C'est par sa puissance créatrice
qu'un homme dévoile son essence
d'être porteur de phallus.
Créer c'est se différencier
de la masse des êtres anonymes
et se doter d'un nom
signifiant fondateur
de l'ordre du langage.

Au fondement de toutes créations
et de toutes existences authentiques
il y a le porteur de phallus qui
fait surgir l'ordre du langage
à partir du chaos-vide.
C'est grâce à l'activité du phallus
du père
que les valeurs existent
si précaires soient-elles.

La grande mère et son fils-fétiche
ne veulent pas qu'on touche à
l'unité-duelle(double hache)
et à son expression culturelle
l'équation symbolique qui
sert de "fondement "
à la termitière sociale.
C'est pourquoi prévaut
la conception fétichiste
de la Culture
qui interdit le savoir
et les réformes
d'une société bloquée
depuis son émergence du chaos
malgré les tentatives de révolutions
dans les domaines de la culture et
du social-économique
qui scandent l'histoire des hommes.

La solution primitive qui
consiste à se débarrasser de
ses pulsions de mort
sur les autres hommes
a fait long feu.
Le temps n'est-il pas venu
de substituer à la jouissance
de détruire
la satisfaction symbolique
de laisser des "restes "
de faire la poésie
et non la guerre.

Tout se passe comme si
en se débarrassant de leurs morts
non dans les conflits mais
dans les productions culturelles
les hommes enfermaient
leurs morts dans les placards.
Seul le dialogue avec
les oeuvres
et la maîtrise culturelle
peuvent libérer les hommes de
l'état de conflit
et leur ouvrir les portes
de l'existence authentique.

Dire la vérité
c'est mettre
l'ordure en forme
et en paroles
pour la délivrer
à l'inter-locuteur.
La vérité est structurée
comme une oeuvre d'Art.

Par la mise en forme de
l'ordure et
son expression verbale
l'homme immature
accède au statut de
sujet qui dit la vérité.
Dire la vérité
c'est verbaliser le non-verbal.

Dire l'ordure
ne souille pas
au contraire
dire l'ordure
lave purifie et
élève l'homme
fétiche
au rang de sujet
de connaissance.
C'est, à dire l'ordure
que l'on accède à
l'éxistence authentique.

C'est le "*reste*" de jouissance
boucanné et soustrait
à la consommation
qui sert de refuge
à l'âme de l'existant
fuyant la mort dévoreuse.
Le reste est le fondement
de l'éxistence
et de l'illusion
en l'éternité de l'âme.

L'oeuvre d'Art est la métaphore
du corps
qui enferme l'âme de l'artiste
sous les espèces du sens.
Interpréter une oeuvre c'est
délivrer l'âme captive
pour la réintroduire
dans le corps propre.

C'est un signe de rébellion caractérisée
contre le sacré
que la tendance à réduire l'objet d'Art
au statut de marchandise
car l'oeuvre d'Art
c'est d'abord un message
que l'artiste intermédiaire
reçoit de la transcendance
et qu'il a pour mission
de communiquer aux hommes.
La valeur transactionnelle
de l'objet d'Art est purement symbolique.

"PSYCHANALYSE ET TRADITIONS"

Une revue a été fondée en 1999 par le GRAPPAF, association régie par la loi de 1901, pour promouvoir "l'étude et la recherche sur les pratiques traditionnelles de soins par la parole en santé mentale"
Extraits de ses statuts:
a.
"Regrouper et coordonner les travaux de ceux qu'intéresse plus particulièrement le recours à la parole inscrit dans les traditions pour le traitement des maladies mentales; ces recherches s'adressent à tous ceux auxquels apparait pertinent le rapprochement du Champ Freudien et les usages de la parole par les guérisseurs traditionnels dans le traitement des difficultés psychiques"
b.
"Favoriser la constitution de groupes de recherche au sein des institutions psychiatriques dans le cadre des enseignements universitaires des sciences humaines (psychologie,anthropologie, sociologie)"
c.
"Promouvoir la publication des travaux issus de ces recherches et leur assurer la plus large diffusion, à cet effet est créée une revue qui s'intitulera: "Psychanalyse et traditions".

Cette revue est devenue en 2002 une collection.
Fondateur et directeur de la publication DR. YVES KAUFMANT.

LA COLLECTION DU GRAPPAF est éditée et diffusée par l'Harmattan.

N°01 "LE GUÉRISSEUR ET LE PSYCHANALYSTE" PARU

N°02 "LA FAMILLE ET L'ENFANT AFRICAIN" PARU

N°03 "LA POSSESSION" PARU

N°04 "L'OEIL DE L'ÉLÉPHANT ET L'OREILLE DU PSYCHANALYSTE ". A PARAITRE

LES CAHIERS DU GRAPPAF*

ABONNEMENTS

L'abonnement annuel à la collection "Psychanalyse et Tradition" comporte :
3 numéros
ainsi que le courrier mensuel et l'accès aux conférences de l'association.
Règlement par chèque
à l'ordre de" GRAPPAF ", adressés à A.M Kaufmant
23 rue Pouchet, 75017 Paris

**Groupe de Recherche et d'Application des Concepts Psychanalytiques et Psychiatriques en Afrique Francophone*

✂ - - - - - - - - - - - - - -

Bulletin d'abonnement

LES CAHIERS DU GRAPPAF*

Nom : ....

Adresse : ....

....

Code postal : ....

....

☐ S'abonne à GRAPPAF pour les numéros .... (par 3) 30,5 Euros

☐ Demande une facture.

☐ Demande son adhésion à l'association (cotisation annuelle 30 Euros)

**Groupe de Recherche et d'Application des Concepts Psychanalytiques et Psychiatriques en Afrique Francophone*

552954 - Janvier 2014
Achevé d'imprimer par

1livre.com
du rêve à la réalité !

Made in United States
Troutdale, OR
11/03/2026

56844353R00093